肥満・糖尿病・脂肪肝から便秘まで、丸ごと解決！

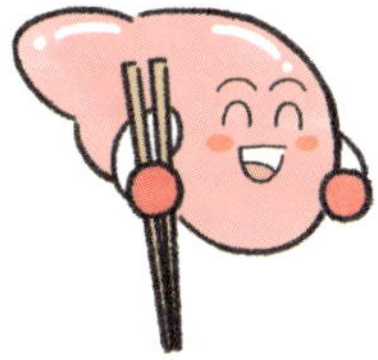

肝臓から脂肪を一掃！

医者が飲む やせみそ汁

日本肝臓学会認定・肝臓専門医
栗原クリニック東京・日本橋院長
栗原毅
TAKESHI KURIHARA

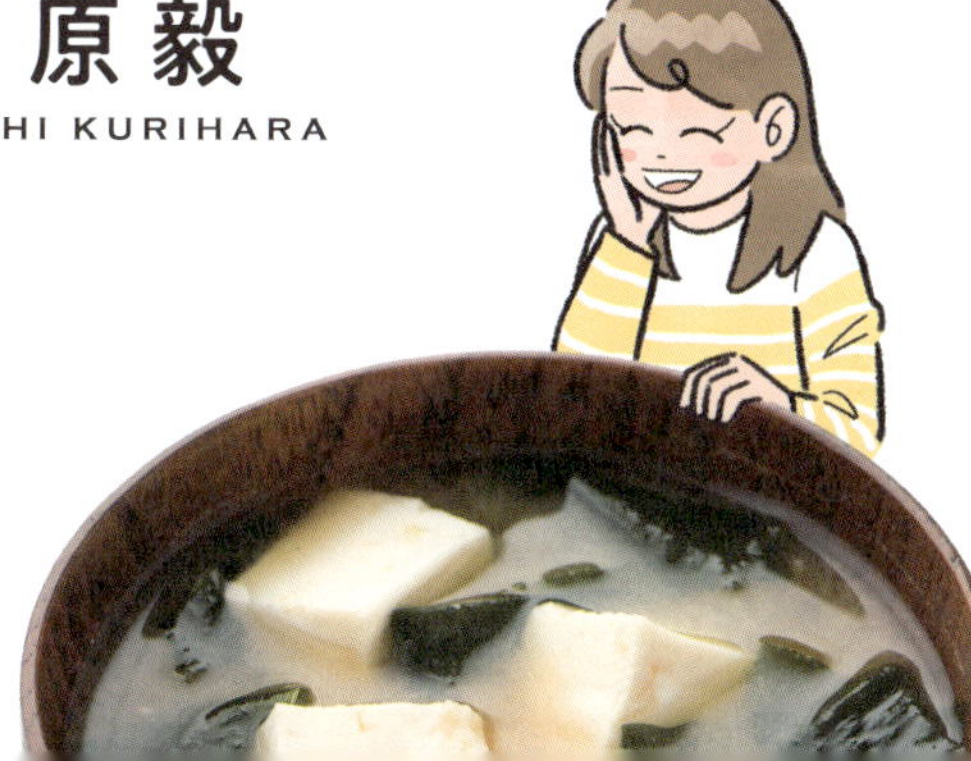

ワニブックス

「やせみそ汁」は
1日1杯で
脂肪が勝手に
消えていく
奇跡の料理です

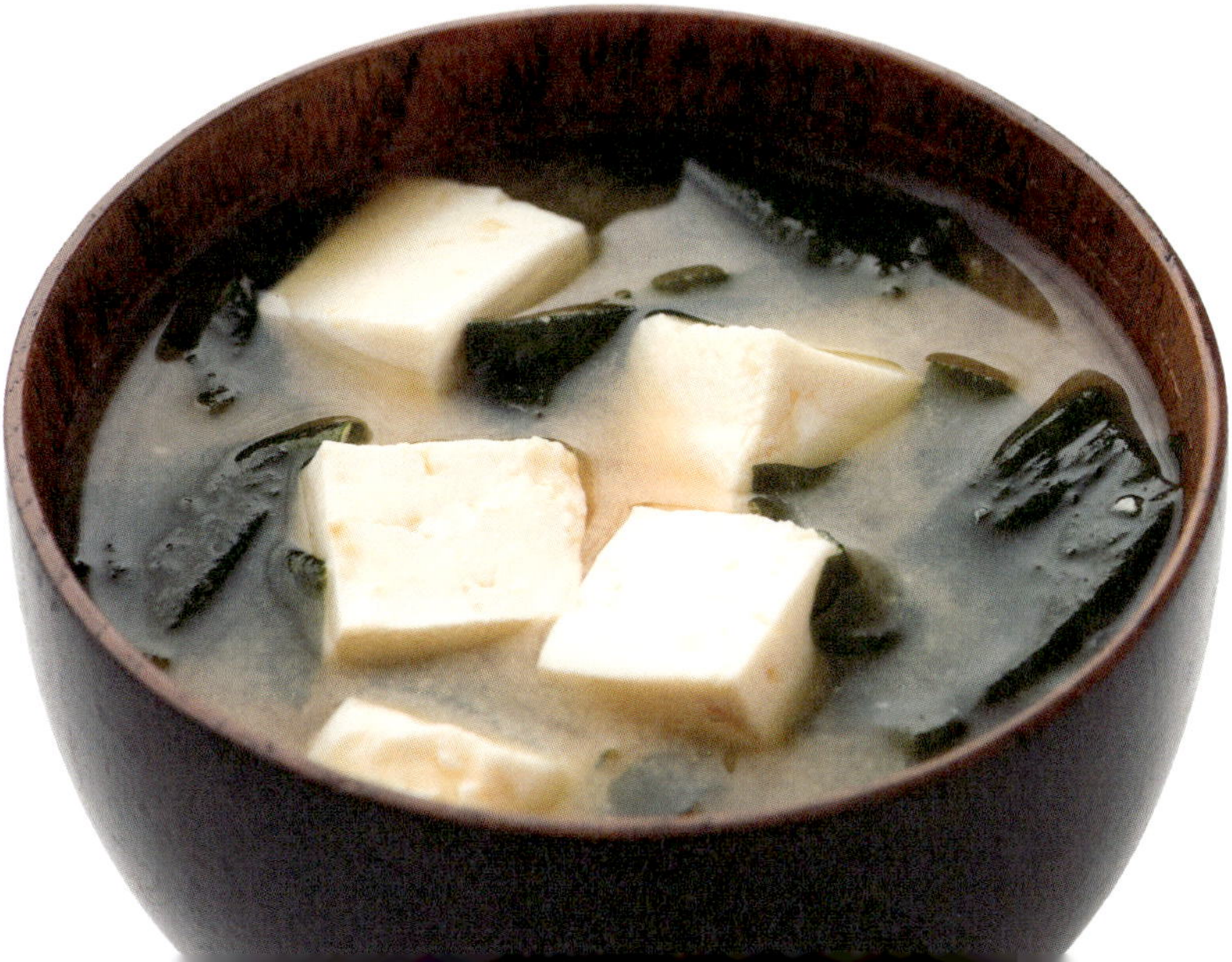

「人はなぜ永遠にやせられないのか」答えのカギを握るのは〝肝臓〟だった

糖質制限や脂質カット、過激な筋トレ、絶食など、巷《ちまた》には数多くのダイエット法がありますが、こうした体や心に負担を強いるダイエットは、リバウンドしやすく、健康を損なう恐れもあるため、決して正しい方法とはいえません。

一生もののスリムで健康な体を手に入れるために必要なのは、血のにじむような努力や強靱《きょうじん》な忍耐力ではなく、**体の構造やしくみを知り、効率的にアプローチをすること**です。

やせる上で最も注目したい体の臓器、それが肝臓です。

なぜなら、肝臓は人の代謝と解毒を司《つかさど》る、ダイエットのキーマンともいえる臓器だから。

代謝とは、食事として体に取り入れた栄養を分解し、体を動かすエネルギーなど、人が生きるために必要な物質に作り変えることをいいます。

つまり、肝臓の働きが悪いと代謝が促《うなが》されず、食事で取り入れた糖や脂質はどんどん体に脂肪として蓄積されていきます。

反対に、肝臓が正しく機能していれば、糖や脂肪はどんどんエネルギーなどに変換され、自然にやせていくというわけです。

また、肝臓は**体の中に生じる有害物質を無毒化して尿や胆汁として排出する、解毒の役割**も担っています。ほかにもさまざまな役割がありますが、まずは、

「やせるためには肝臓を正常に働かせることが何より重要」

ということを覚えておきましょう。

たった1杯の「やせみそ汁」で肝臓から脂肪が消える理由

肝臓に起こる異常のうち、最も多くを占める「脂肪肝《しぼうかん》」は、その名の通り、肝臓に中性脂肪が溜《た》まった状態です。脂肪肝になると、肝臓の機能は当然衰《おとろ》え、代謝が落ちて太りやすくなります。今や成人の３人に１人が脂肪肝ともいわれるため、早めの対策が肝心です。

肝臓の脂肪を減らすためには、糖質と脂質を適正量に抑えながら、代謝のスイッチを入れるタンパク質をしっかりと摂取し、代謝を促すために必要なビタミンやミネラルを過不足なく摂る必要があります。さらに、肝臓と密接に関わっている腸内環境を整えるため、食物繊維も摂るよう心がけなくてはいけません。

これらすべてを満たしてくれる魔法のような食べ物、それが本書で紹介する「やせみそ汁」なのです。毎朝、具だくさんのみそ汁を最低１杯飲むだけで、肝機能は自然と回復し、代謝のよいやせる体が手に入ります。

ダイエット法は
星の数ほどありますが、
肝臓に溜まった脂肪を
追い出すことが
いちばん効率的で、
科学的に正しい方法でした。

以外にも!

みそ汁の健康効果

日本人のソウルフード・みそ汁。その健康効果は無限大です。中高年以降気をつけたい生活習慣病だけでなく、認知症の予防にもいいとされています。やせたい！と思って飲んでいたら、勝手に健康になっているかも!?

認知症を予防する!

肝機能が著しく低下すると、肝臓で解毒されるはずの有害物質が血液を介して脳にまで届き、認知症の引き金に。みそ汁を飲んで肝機能が改善すれば、認知症の予防につながります。

血圧を下げる!

近年の研究で、みそ汁には血圧を下げる働きがあることがわかっています。さらに、野菜たっぷりのみそ汁なら、野菜に含まれるカリウムの働きで、高血圧を予防・改善できます。

生活習慣病を防ぐ!

具だくさんのみそ汁を食べることで食べ過ぎを予防！ さらに、肝臓の機能が正常に働いて代謝が上がり、糖尿病や高血圧といった生活習慣病を予防します。

疲労回復に効く!

みそに含まれる大豆ペプチドやビタミンＢ群といった成分には、高い疲労回復効果が期待できます。また、みその香りで心が落ち着き、心身のリラックスも促してくれます。

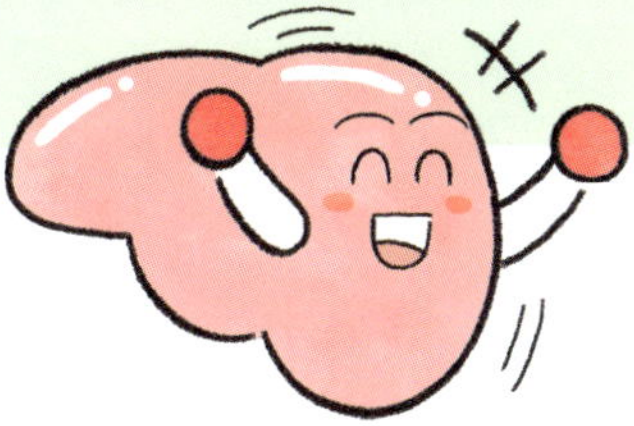

すごすぎる！

足がつらなくなる！

足がつるおもな原因は、ナトリウムやカリウムといったミネラル不足によるもの。みそ汁には、こうした栄養素がバランスよく含まれるので、足がつりにくくなります。

免疫力アップで強い体に！

発酵食品であるみそには、腸内の悪玉菌を減らして善玉菌を増やす働きがあります。腸には免疫細胞が集まっているので、腸内環境が整うことで免疫力も向上します。

カルシウムを補い骨を強化！

大豆の加工品であるみそには、骨を丈夫に保つためのカルシウムが豊富。さらに、みそ汁のだしで利用する小魚にもカルシウムが含まれるので、骨の強化につながります。

肝機能が向上してむくみを解消！

血中の水分調節を担う血中アルブミンは肝臓で作られます。みそ汁を飲んで肝機能が高まることで、血中アルブミン量が増加し、むくみにくい体が手に入ります。

第1章

1日1杯でOK! やせみそ汁の作り方

第2章

医師が太鼓判を押した！「やせみそ汁」レシピ

ボリューム満点！　子どもも家族もよろこぶ　おかず「やせみそ汁」

Recipe

新みそ汁！　気分を変えたいときに！　味変みそ汁&スープ

Recipe

第3章

やせ効果増幅！みそを使ったアレンジレシピ

Recipe

野菜不足を感じたら　みそ野菜おかず

Recipe

パワーチャージに！　みそ肉おかず

Recipe

いい油をとりたい人に　みそ魚おかず

Recipe

ひと皿で完結！　みそごはん

第4章

肝臓太りを解消するコツは余計なものを摂らないこと

第5章　やせるだけじゃない！「みそ汁」のすごい効果

本書のレシピページの読み方

本書では、みそ汁&みそを使ったおかずを43品、紹介します。
レシピの読み方と注意点は以下の通りです。

おいしく作るコツがわかる!

ちょっとしたコツでみそ料理は何倍もおいしくなります。コツといっても簡単なものばかり。調理の際に、ぜひ実践してみてください。

料理に合うみそがわかる!

各みそ料理に合うみそを紹介しています。基本的にはどんなみそを使っていただいてもかまいません。「みそもこだわりたい!」という方は、「みそリスト」(P.29参照)と照らし合わせて、マイベストみそを見つけましょう。

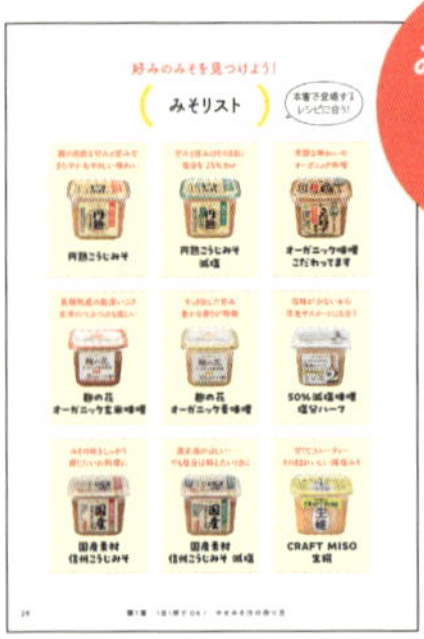

みそリスト
▼
P29

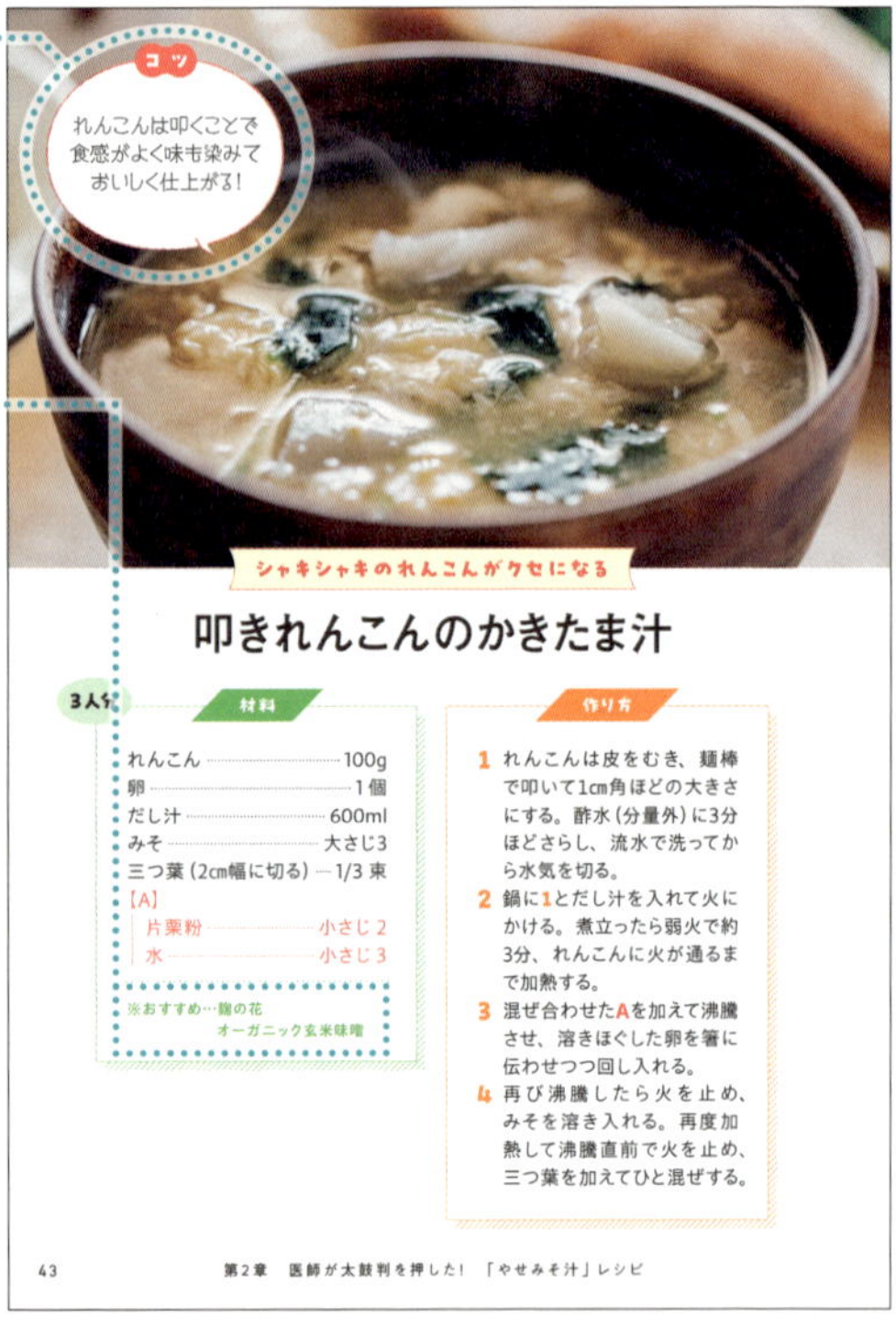

レシピの留意点

本書で使用している分量等の目安については以下の通りです。

- 大さじ1……15ml
- 小さじ1……5ml
- ひとつまみ……親指と人さし指でつまんだ量
- 少々……親指と人さし指の指先でつまんだ量

また、電子レンジについては600Wの加熱時間です。分量および加熱時間は目安のため、器材や食材の状況によって差が出る場合があります。様子を見ながら行ってください。

本書のレシピはひかり味噌株式会社からお借りしました!

みその歴史やおいしさがわかる!ホームページはこちら

おいしいみそ料理レシピがいっぱい! Instagramはこちら

※本書で紹介しているレシピおよびみそは2024年9月時点の情報です

第1章

LIVER DIET

1日1杯でOK!
やせみそ汁の
作り方

MISO SOUP

奇跡の「やせみそ汁」作るポイントはたった3つ！

ポイント1　具はたっぷり入れる！

ポイント2　タンパク質をプラス！

ポイント3　食物繊維をプラス！

3つのポイントで

脂肪を追い出す！ & 溜めない体を作る！

1日1杯食べるだけでいい
やせみそ汁のできあがり！

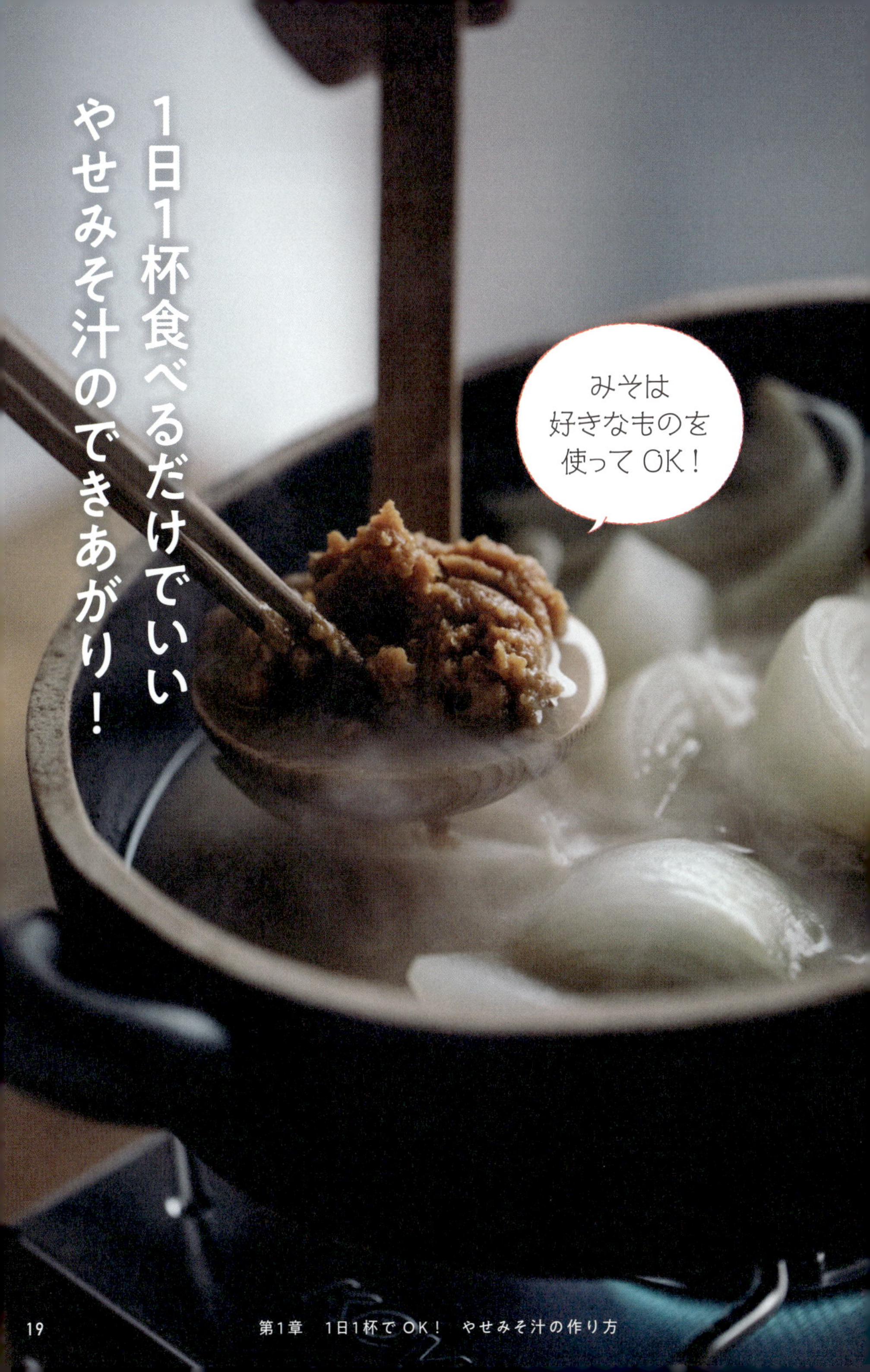

ポイント
1

具はたっぷり入れる！

どうして？

脂肪を今より増やさないため

肝臓太りの最大の原因は糖質の取り過ぎによるもの。

ごはん、パン、麺類といった主食や甘いお菓子など、糖質に偏った食生活を続けていると、肝臓で代謝し切れず余ったブドウ糖が、脂肪として肝臓に蓄積されてしまいます。それにより肝機能が衰えると、代謝の働きも低下し、さらに太りやすくなるという悪循環に陥ってしまうのです。

みそ汁に肉や魚、野菜などの具材をたっぷり入れると、お腹が自然と満たされて主食の量が減り、糖質の取り過ぎを防いでくれます。

さらに、食後血糖値の上昇がゆるやかになり、脂肪を溜め込む原因となるインスリンの分泌量も抑えられるので、太りにくくなります。

みそ汁の具材が少ないと……

糖質量が増えて脂肪が溜まる!

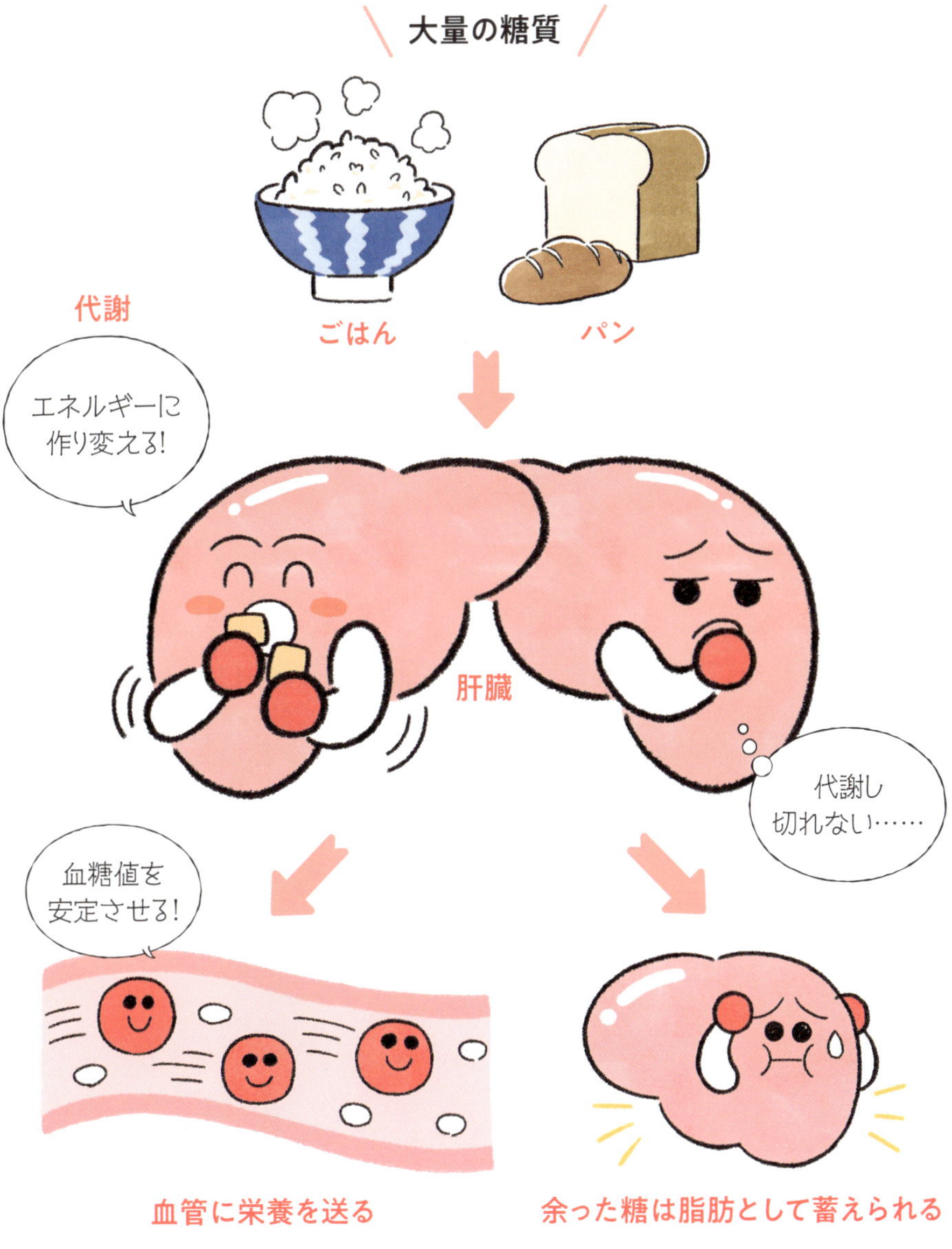

ポイント
2

タンパク質をプラス!

どうして? 代謝スイッチが入り脂肪が消えるから

肝臓は、アルコールを分解して解毒する働きがあります。その働きを担う物質がタンパク質です。また、傷ついた肝臓を修復するときにもタンパク質は必要です。タンパク質は体に溜めておくことができないので、適量をできるだけ毎食摂る必要があります。そのときに**特に意識してほしいのが、朝食で摂るタンパク質。1日のはじまりにタンパク質を摂ることで肝臓にある代謝のスイッチが入り、一日中、効率よく糖質や脂質をエネルギーへと変換してくれます。**

しかし、忙しい現代人は、朝ごはんを抜いてしまったり、食パン1枚だけで済ませてしまったりと、朝食でのタンパク質が不足しがちです。このような状態で1日をスタートさせてしまうと、一日中代謝の働きが鈍くなり、その結果、太りやすくやせに

肝機能が回復すると……

脂肪が溜まりにくくなる！

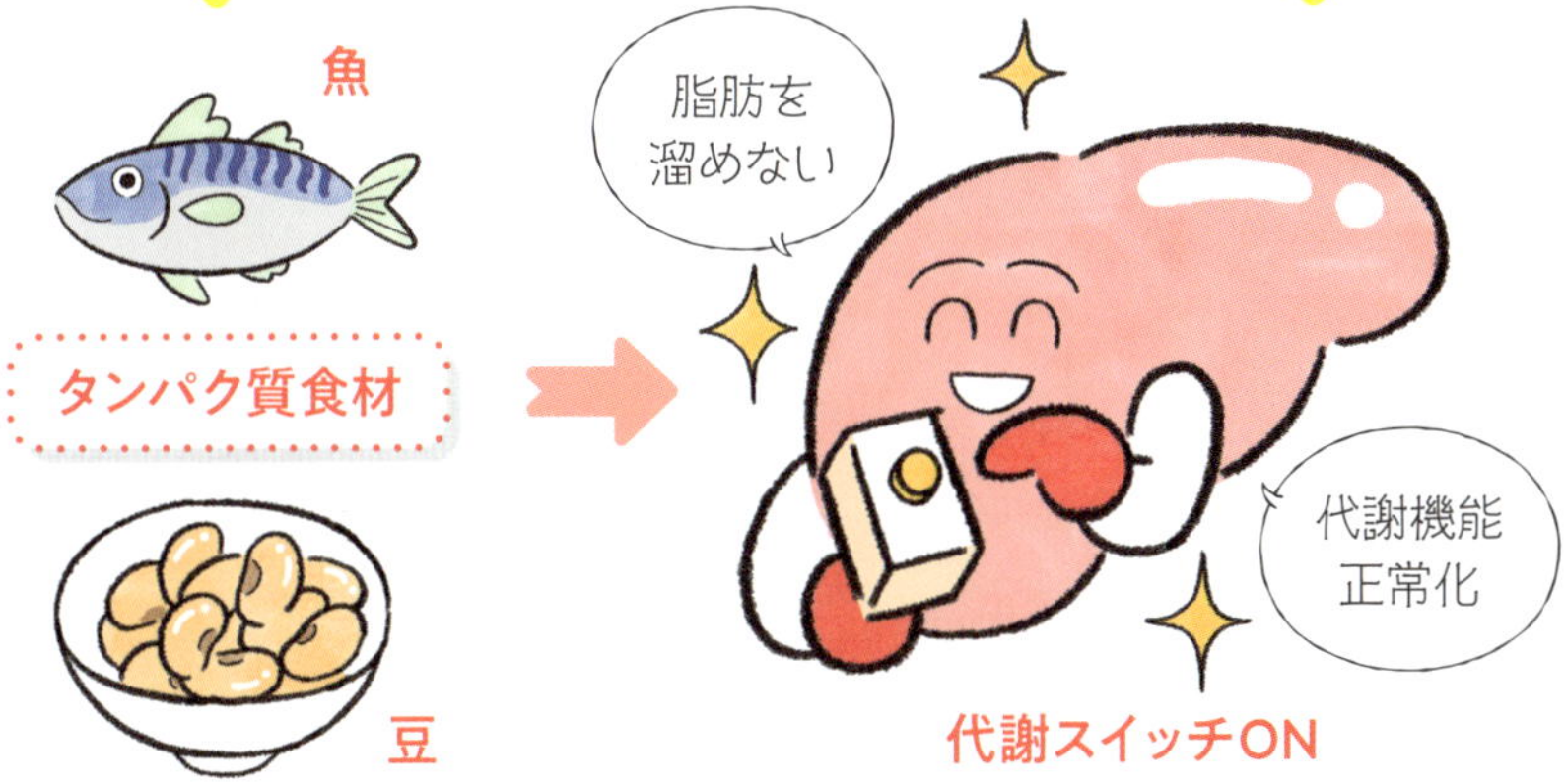

くいデブ体質へとまっしぐら。そこで私がおすすめしているのが、朝にみそ汁を飲むことです。具だくさんのみそ汁を毎朝1杯飲めば、不足しがちなタンパク質が補え、毎朝きちんと代謝スイッチが入るので、体のリズムも整ってやせやすくなります。

タンパク質は、肉、魚、卵、大豆、乳製品のどれか1つに偏らず、できるだけいろいろな組み合わせで摂るといいでしょう。朝であれば包丁を使わず調理できる豆腐や卵、魚介の缶詰などがおすすめ。それらのタンパク質食品に、野菜や海藻、きのこ類などをできる範囲で組み合わせてください。

大切なのは毎日継続すること。できるだけ無理をせず、ラクに続けられるマイ定番タンパク質を、冷蔵庫に常備しておきましょう。

ポイント
3

食物繊維をプラス！

どうして？ 腸が整うと、肝臓が元気になるから

肝臓と腸に密接な関わりがあることをご存じでしょうか？　肝臓は、門脈《もんみゃく》という器官を通して腸とつながっています。そのため、腸内細菌の影響をダイレクトに受けることになります。腸内環境が乱れて増えた悪玉菌が毒素を作り出すと、毒素は血流にのって肝臓に到達し、肝臓の解毒作用によって無毒化されます。**毒素が増えれば増えるほど、肝臓は「解毒」に力を注がなくてはならないため、その分「代謝」の働きは低下し、太りやすくなるというわけです。**

肝臓に「解毒」という余計な仕事をさせず、「代謝」に専念してもらうためには、腸内環境を整えることが何より大切。そのために必要なのが食物繊維です。**食物繊維は善玉菌のエサとなり、悪玉菌を減らして善玉菌を増やしてくれます。また、便の量**

腸は肝臓の上流！

腸が整う＝肝臓の代謝促進

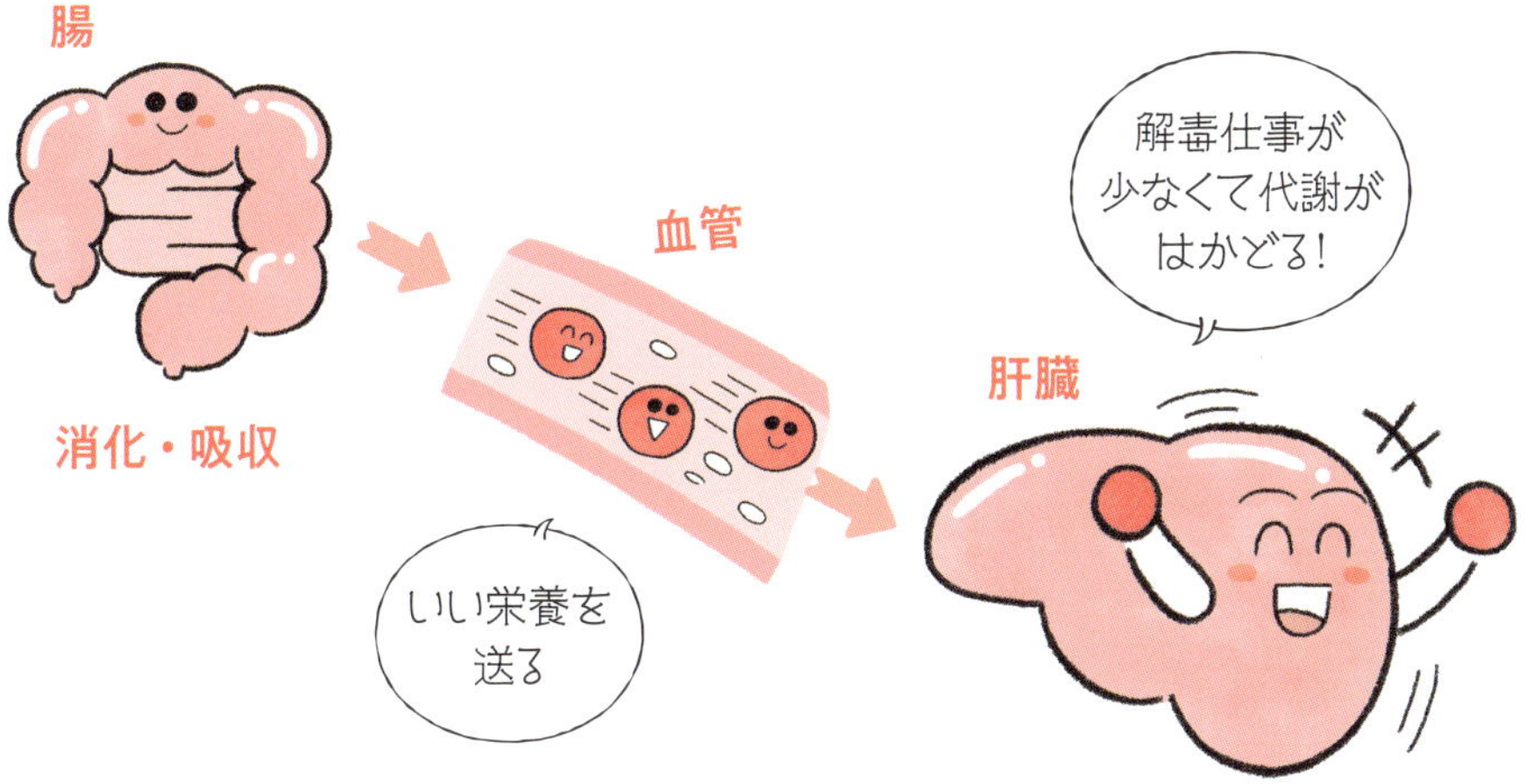

や硬さを調節して便通を促す働きもあります。つまり、便通を促すことで、悪玉菌が増えるのを防いでくれるのです。

さらに、食物繊維は腸での糖の吸収をゆるやかにし、**血糖値の急上昇を抑えて脂肪肝を予防・改善する働きもあります。**

食物繊維には水溶性と不溶性があります。それぞれ異なる働きがあるので、どちらもバランスよく摂るといいでしょう。**水溶性は、わかめやこんにゃく、いも類などに多く含まれ、不溶性は、穀類や大豆、ごぼうなどに多く含まれます。**いずれもみそ汁と相性のよい食材ばかりなので、その日の気分で具材を変えて楽しむことができます。

やせを叶える大黒柱はみそ！意外と知らないすごいやせパワー

これまでみそ汁のダイエット効果について解説してきましたが、みそ汁のベースとなるみそ自体にも、驚くべきやせ効果がたくさんあります。

まず着目すべきは、みそに含まれる栄養素の豊富さです。「タンパク質」「糖質」「脂質」といった3大栄養素のほか、体の中では生成することのできない「必須アミノ酸」がすべて含まれています。さらに、ホルモンバランスを整える「イソフラボン」、コレステロールの吸収を抑える「レシチン」や「サポニン」、血中のコレステロールの上昇を抑える「リノール酸」、肝臓の機能維持に欠かすことのできない「ビタミンE」など、その栄養素は実に多岐《たき》にわたります。これはみそが発酵の過程を経ることで、大豆には含まれない栄養素が大量に生成されるためです。

L-カルニチンが脂肪をどんどん燃やしてくれる！

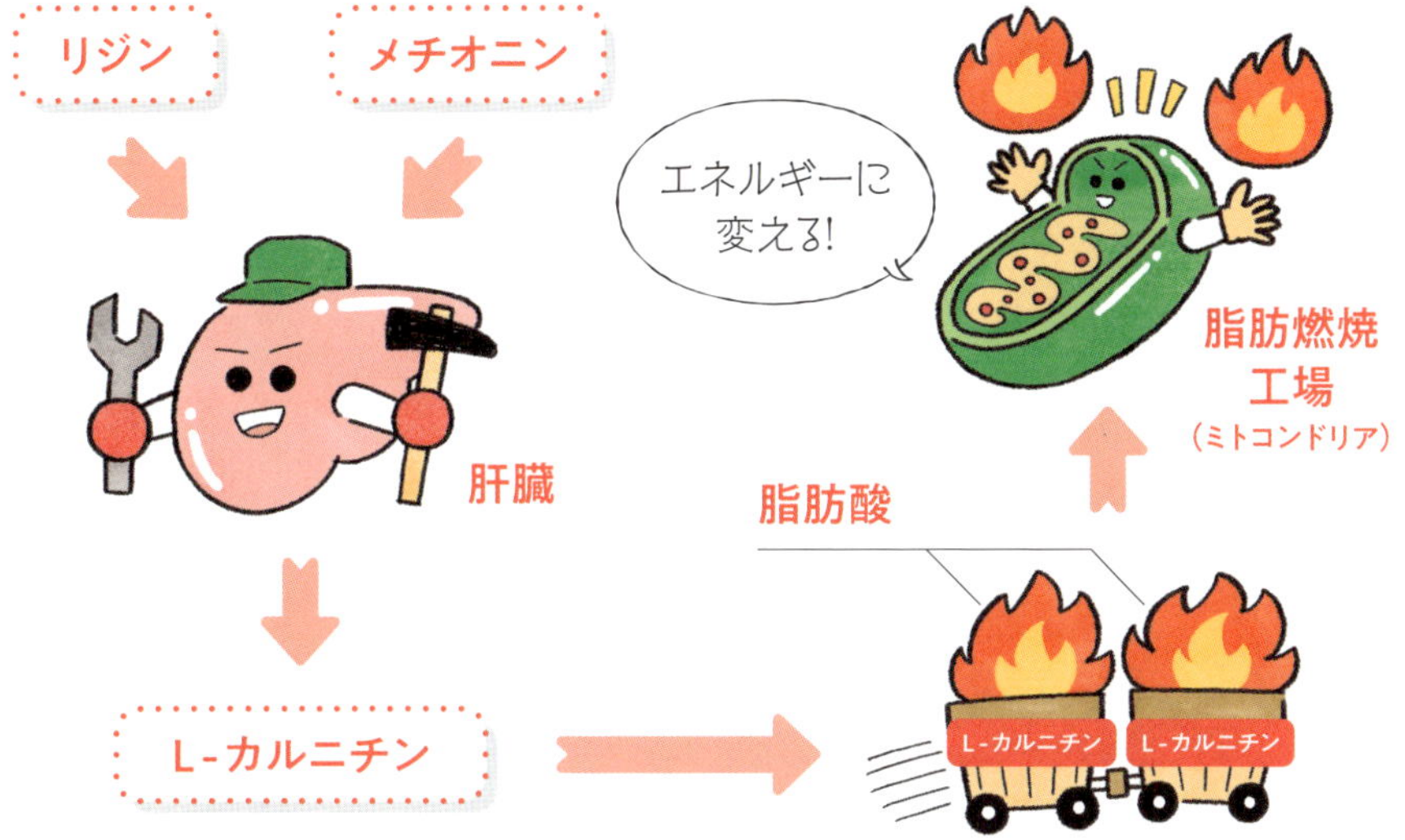

その中でも、**必須アミノ酸の1つであるリジンとメチオニンを材料に肝臓で作られる「L-カルニチン」は、脂肪の代謝に必要不可欠。脂肪を燃やす工場であるミトコンドリアに脂肪酸を運び、脂肪をエネルギーへと変換し、ダイエットをサポートしてくれます。**さらに、みそに含まれる麹菌や酵母菌、乳酸菌といった微生物は腸の善玉菌を増やし、腸内環境を整え肝機能を向上させる上でひと役買ってくれます。

このようにやせパワーの詰まったみそを手軽に食べるいちばんの料理法が、私たち日本人が長年親しんできたソウルフード、「みそ汁」というわけです。

みそは好きなものを使ってＯＫ！
血圧が気になる人は減塩タイプを

みそは、麹菌の種類や味、熟成の度合いなどによって、実にさまざまな種類に分けられます。**基本的にはどのみそを使っていただいても同様のやせ効果を得られます**が、みそによる塩分の取り過ぎが心配という人は、減塩タイプのものを選ぶといいでしょう。ただし、一般的なお椀1杯の塩分は約1・2g程度（※）。みそ汁による塩分の過剰摂取はそれほど心配する必要はありません。

安心して！
みその塩分量は意外と少ない

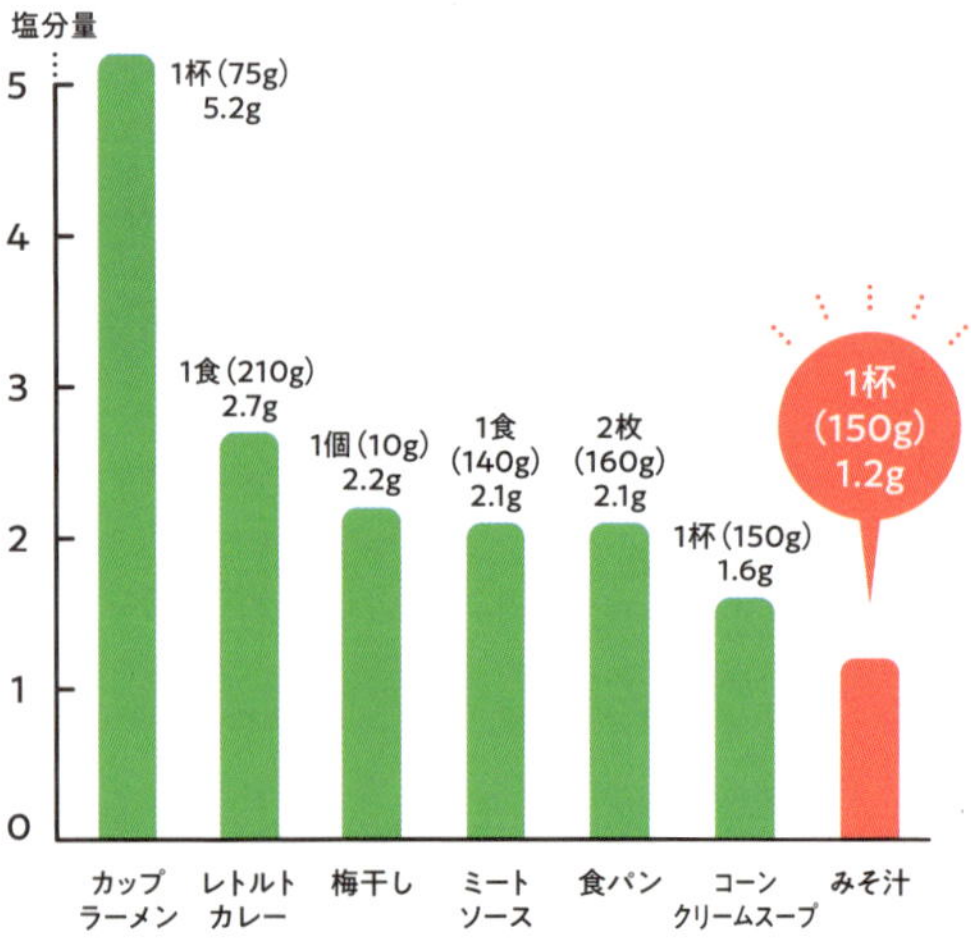

※厚生労働省の「日本人の食事摂取基準 2020 年版」によると、1日の食塩摂取量の目安は男性 7.5 g未満、女性 6.5g 未満とされている

好みのみそを見つけよう！

みそリスト

本書で登場する
レシピに合う！

麹の自然な甘みと旨みで
まろやか＆やさしい味わい

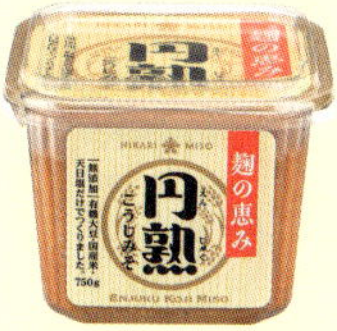

円熟こうじみそ

甘みと旨みはそのままに
塩分を 25％カット

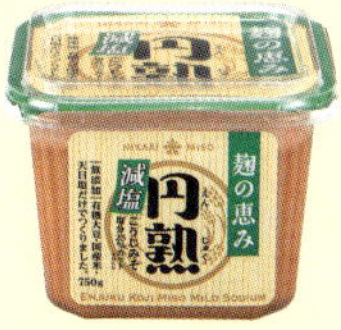

円熟こうじみそ
減塩

芳醇な味わいの
オーガニック味噌

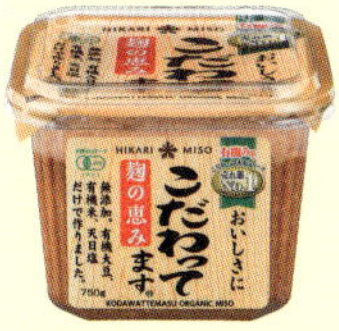

オーガニック味噌
こだわってます

長期熟成の奥深いコク
玄米のつぶつぶも楽しい

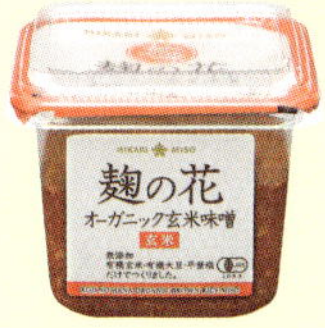

麹の花
オーガニック玄米味噌

すっきりとした甘み
豊かな香りが特徴

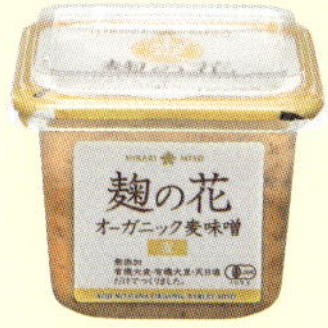

麹の花
オーガニック麦味噌

塩味が少ないから
洋食やスイーツにも合う

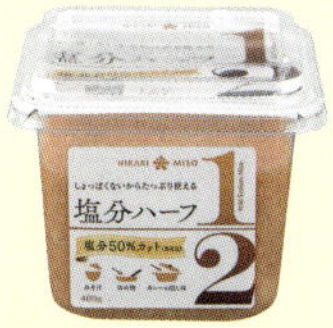

50％減塩味噌
塩分ハーフ

みその味をしっかり
感じたいお料理に

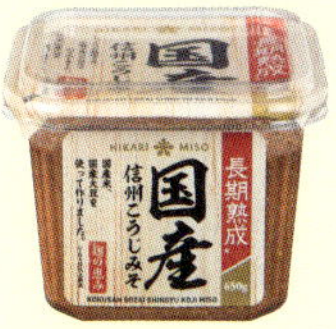

国産素材
信州こうじみそ

満足感がほしい……
でも塩分は抑えたいときに

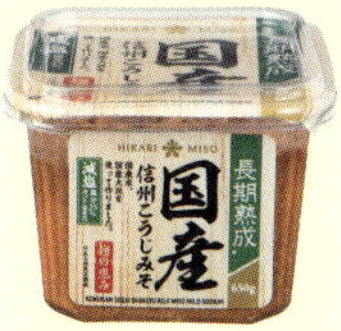

国産素材
信州こうじみそ 減塩

甘くてフルーティー
そのままおいしい減塩みそ

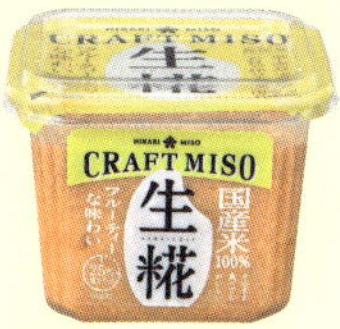

CRAFT MISO
生糀

飽きがきそう……

料理は無限大！

みそはやせパワーが絶大！
だからみそ汁じゃなく、
みそ料理だっていいんです。
本書の3章では、
みそを使ったバリエーション豊かな

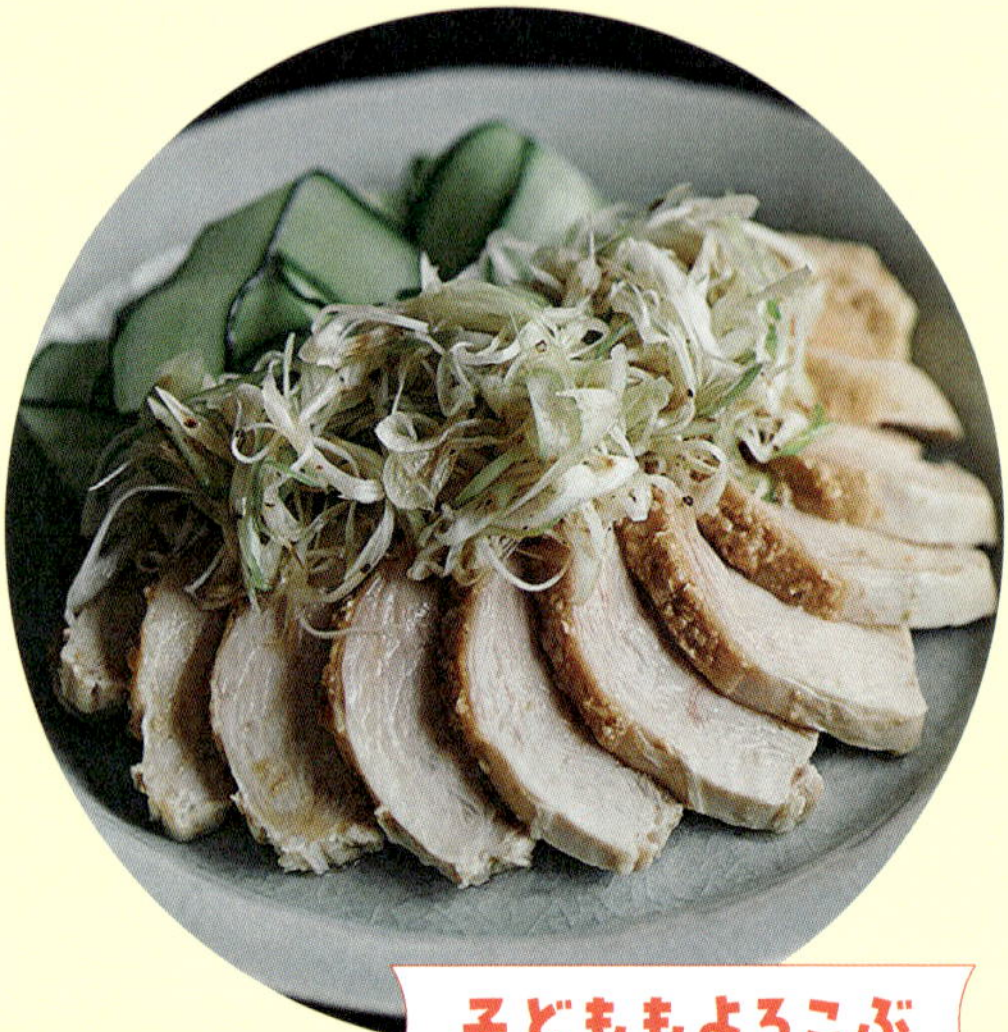

子どももよろこぶ

みそ肉おかず

P.76

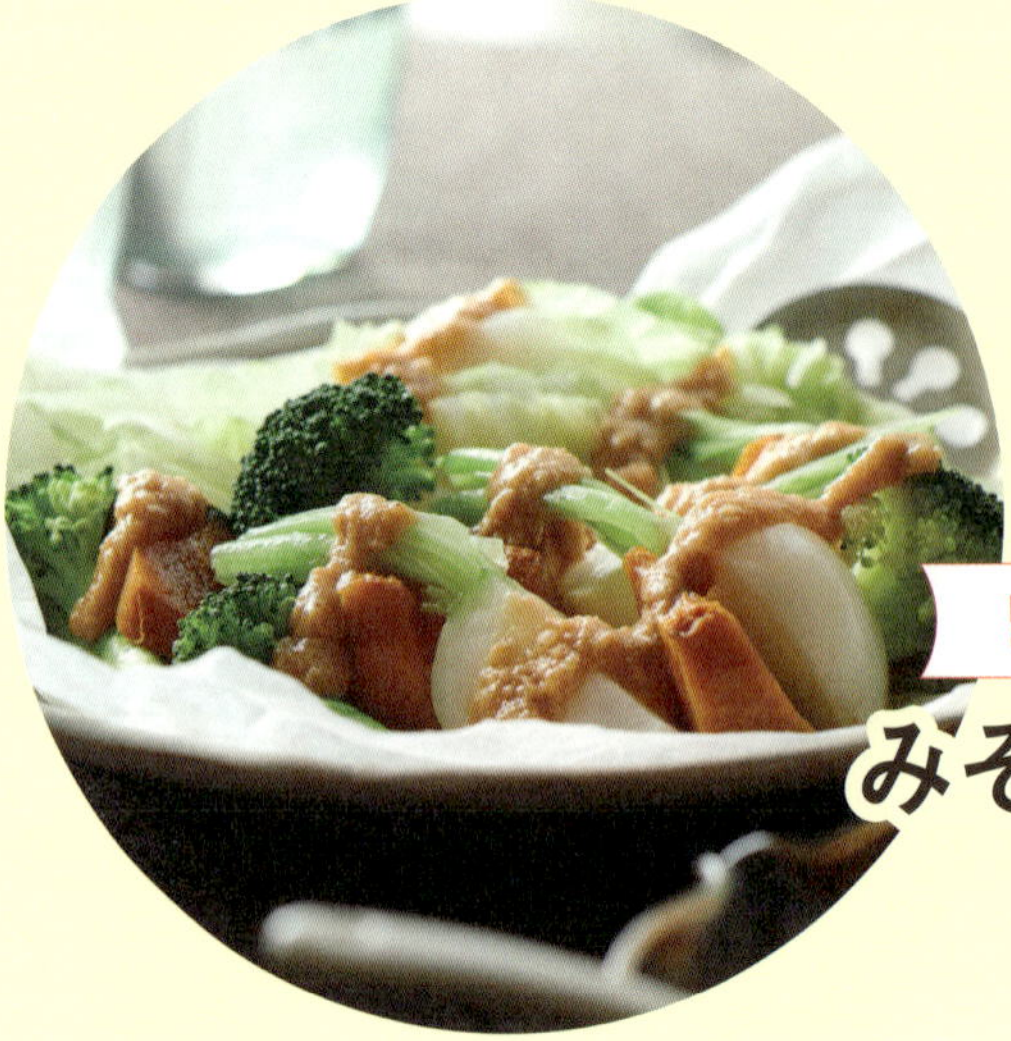

野菜たっぷり！

みそ野菜おかず

P.68

みそ汁ばかりで

大丈夫！ みそ

みそ料理をたくさんご紹介しているので、「今日はみそ汁じゃないものが食べたい！」というときに、ぜひ試してみてください。

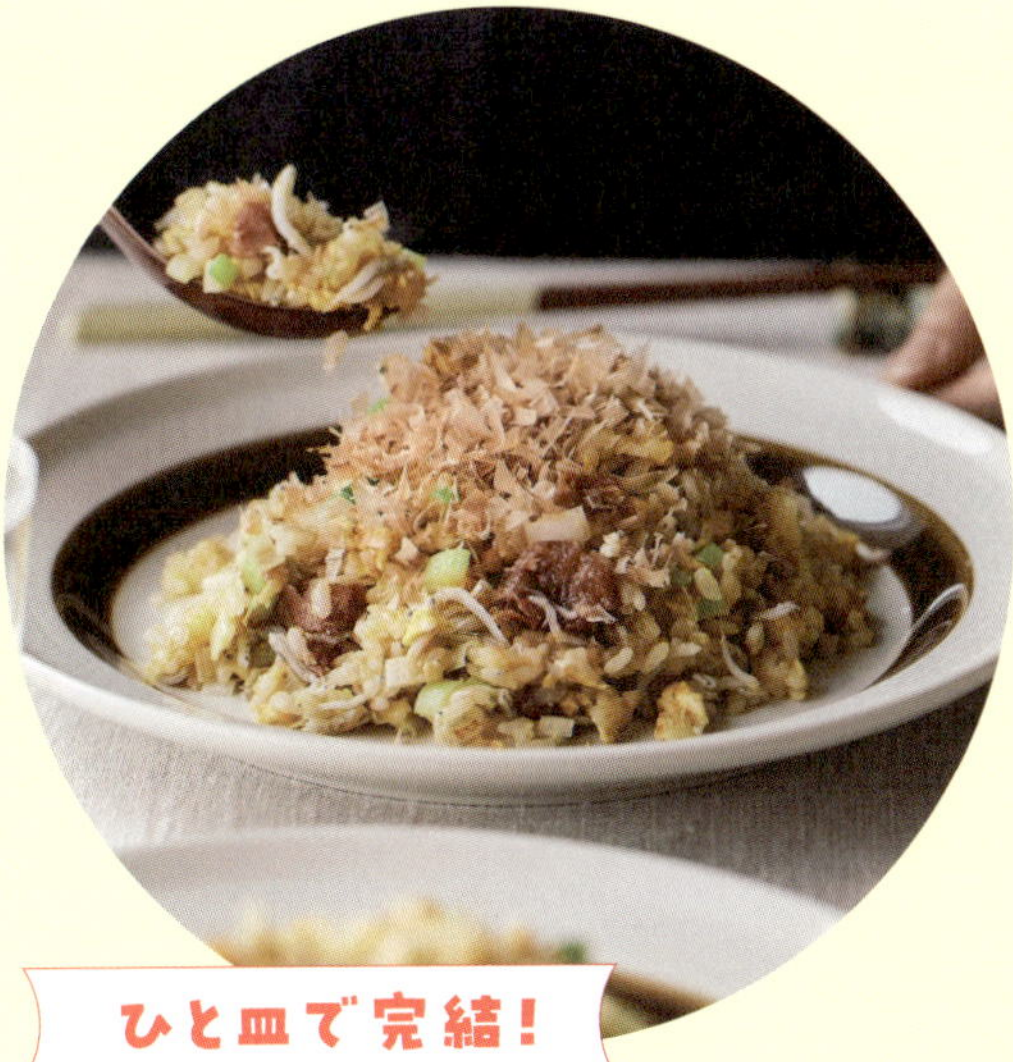

ひと皿で完結！

みそごはん

P.90

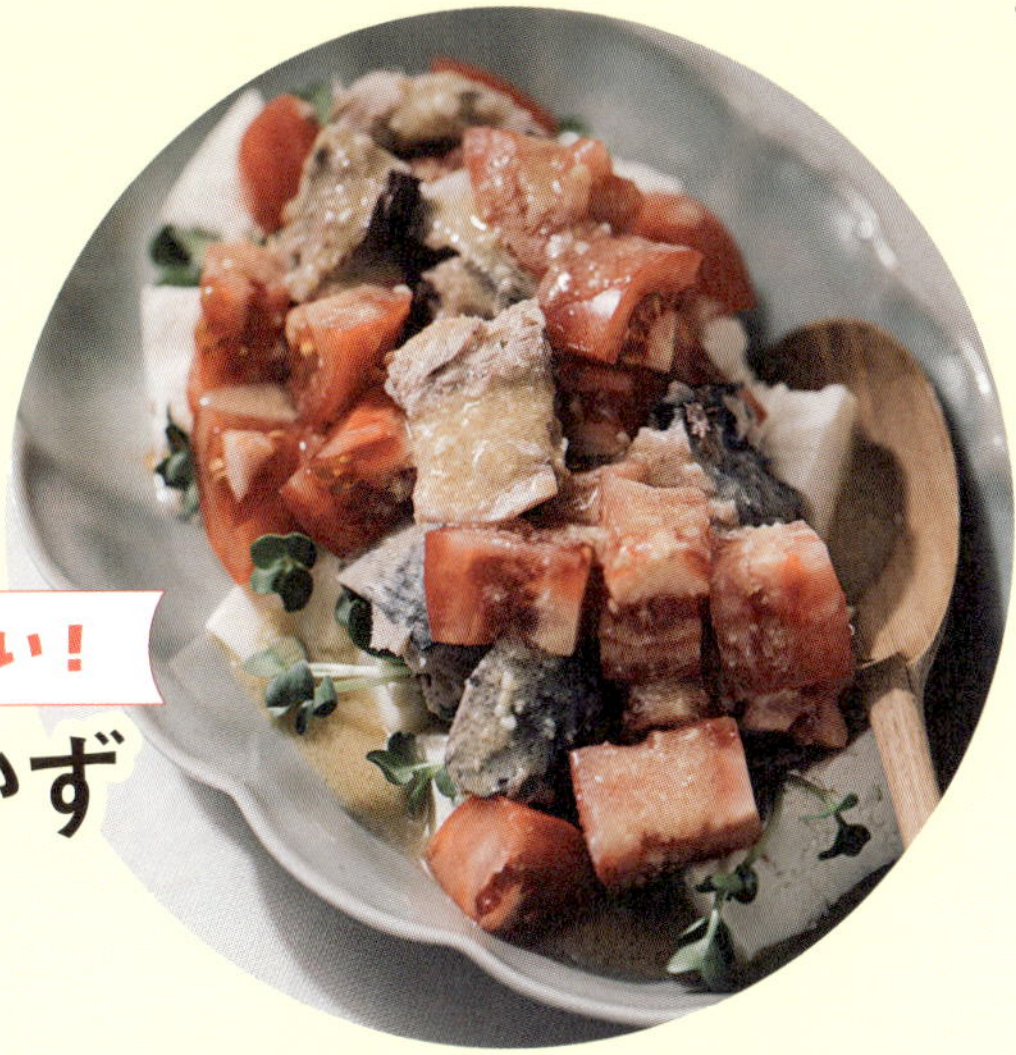

いい油をとりたい！

みそ魚おかず

P.84

COLUMN

1

肝臓はひっそり静かに太っていく

本書を手に取られた方の中には、健康診断や人間ドックで「脂肪肝」と診断され、慌てて肝臓について調べはじめた、という方もいるのではないでしょうか？　肝臓は沈黙の臓器ともいわれ、機能が低下してきても、はじめのうちはほとんど自覚症状がありません。また、初期症状も「食欲が落ちる」「疲れやすくなる」「風邪が治りにくい」など、ささいなサインばかりなので、加齢のせいと見過ごしてしまいやすく、「やっぱり何かがおかしい!」と病院に行ったときには、すでに深刻な肝機能障害が起きていることも少なくないのです。そのため、定期的に健診を受け、少しでも異常が認められたときは早めの対処が肝心となります。特に、30代になって太りはじめた人や、お酒が好きで二日酔いになるまで飲むような人は注意しましょう。

ただし、回復力が高いのも肝臓の大きな特徴です。毎日のみそ汁生活を続けていれば、必ず肝機能は回復するので、1日でも早くみそ汁生活をスタートさせましょう。

第2章

LIVER DIET

医師が太鼓判を押した！「やせみそ汁」レシピ

MISO SOUP

やせ効果絶大!
いただきますのルール3

ルール 1

朝に食べる!

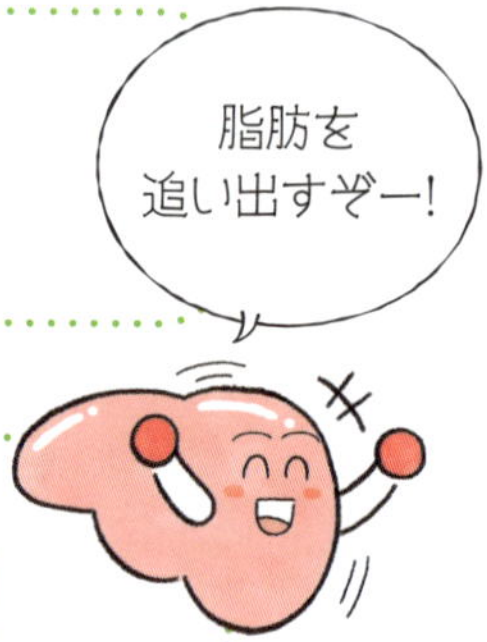

ルール 2

みそ汁から食べる!

ルール 3

よく噛んで食べる!

この3つのルールだけ守れば……

脂肪がとにかくよく燃える!

ここでは、みそ汁の健康・ダイエット効果を最大限に発揮するために、意識したい3つのルールをご紹介します。

まず1つめは、「みそ汁は朝食で食べる」こと。**朝にみそ汁を飲むことで、私たちの体に備わっている体内時計が動き出し、肝臓の「代謝」や「解毒」といった働きも、より活発に行われるようになります。**私たちが、朝起きて日中活動し、夜は眠りにつくのと同じリズムで、肝臓も毎日働いています。夜遅い時間にごはんを食べると、肝臓は本来休息をとるはずの夜中に仕事をしなくてはならなくなり、翌日はお疲れモードに。その結果、肝機能が低下して太る原因となるので注意が必要です。

2つめは、みそ汁を食べる順番。空腹の状態でごはんやパンといった糖質の多い食品を食べると、血糖値が急激に上がり脂肪が蓄積されやすくなります。**肉や魚、野菜などがたっぷり入った「みそ汁から食べる」ことで、血糖値の上昇を抑えましょう。**

最後に、食べる際は「よく噛んで食べる」ことを意識してください。**よく噛むことで食べ物の消化・吸収がよくなり、内臓の負担を減らすことができます。**また、脳の満腹中枢も刺激され、食べ過ぎを防ぐことにもつながります。

うれしいお知らせ！

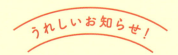

10分以内に作れるみそ汁、集めました

自炊する時間なんてどこにもない！　という人のために、
10分以内に作れる簡単やせみそ汁をご紹介。
毎日食べても飽きない、お気に入りのみそ汁を見つけましょう。

いんげんの甘さと香ばしさが引き立つ

とろ〜り卵入り！いんげんソテーのみそ汁

2人分

材料

いんげん（4㎝幅に切る）	100g
卵	2個
バター（有塩）	10g
みそ	大さじ1と1/2
水	400ml
黒こしょう	少々

※おすすめ…円熟こうじみそ

作り方

1 卵は小皿に割り出す。
2 小鍋にいんげんとバターを入れて中火にかけ、軽く焼き色がつくまで炒める。水200mlを加えて沸騰したら、1の卵をお湯に近づけながらゆっくりと加え、静かな沸騰状態で3分加熱する。
3 残りの水とみそを溶き入れ、再沸騰したら火を止める。器に盛り、黒こしょうをふる。

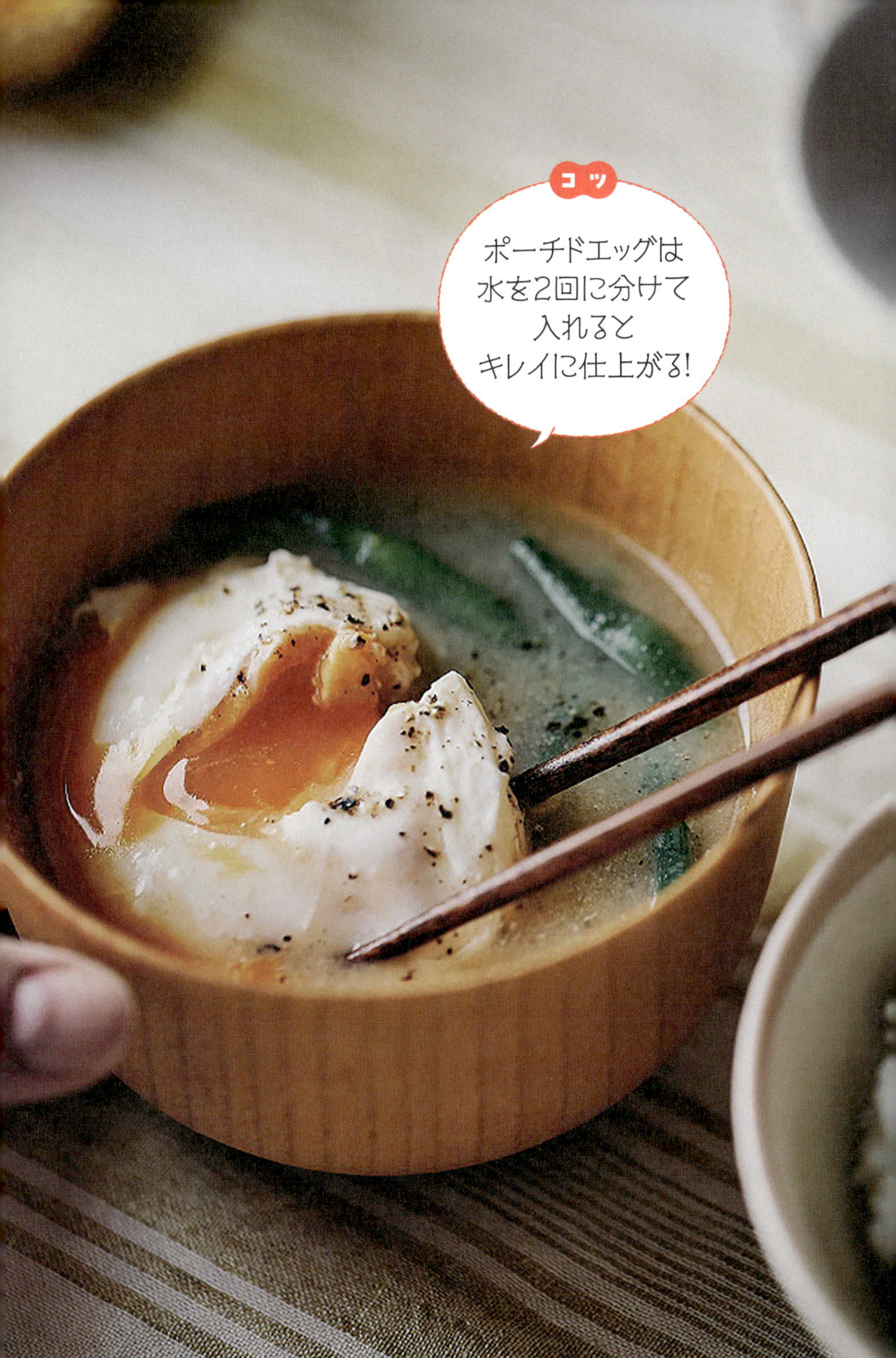
コツ
ポーチドエッグは
水を2回に分けて
入れると
キレイに仕上がる!

サバ缶の旨みと栄養たっぷり！

長ねぎとサバ缶のみそ汁

2人分

材料

サバ缶（水煮）……1缶
長ねぎ（小口切り）……約10cm
水……300ml
みそ……大さじ1

※おすすめ…円熟こうじみそ

作り方

1 鍋に水とサバ缶の中身を汁ごと入れて、身を崩し過ぎないように注意しながら煮立てる。
2 火を弱めてみそを溶き入れ、火を止める。器に盛り、長ねぎを散らす。

サバのココがすごい！

サバに含まれるDHA・EPAは肝臓の中性脂肪を減らす効果も！

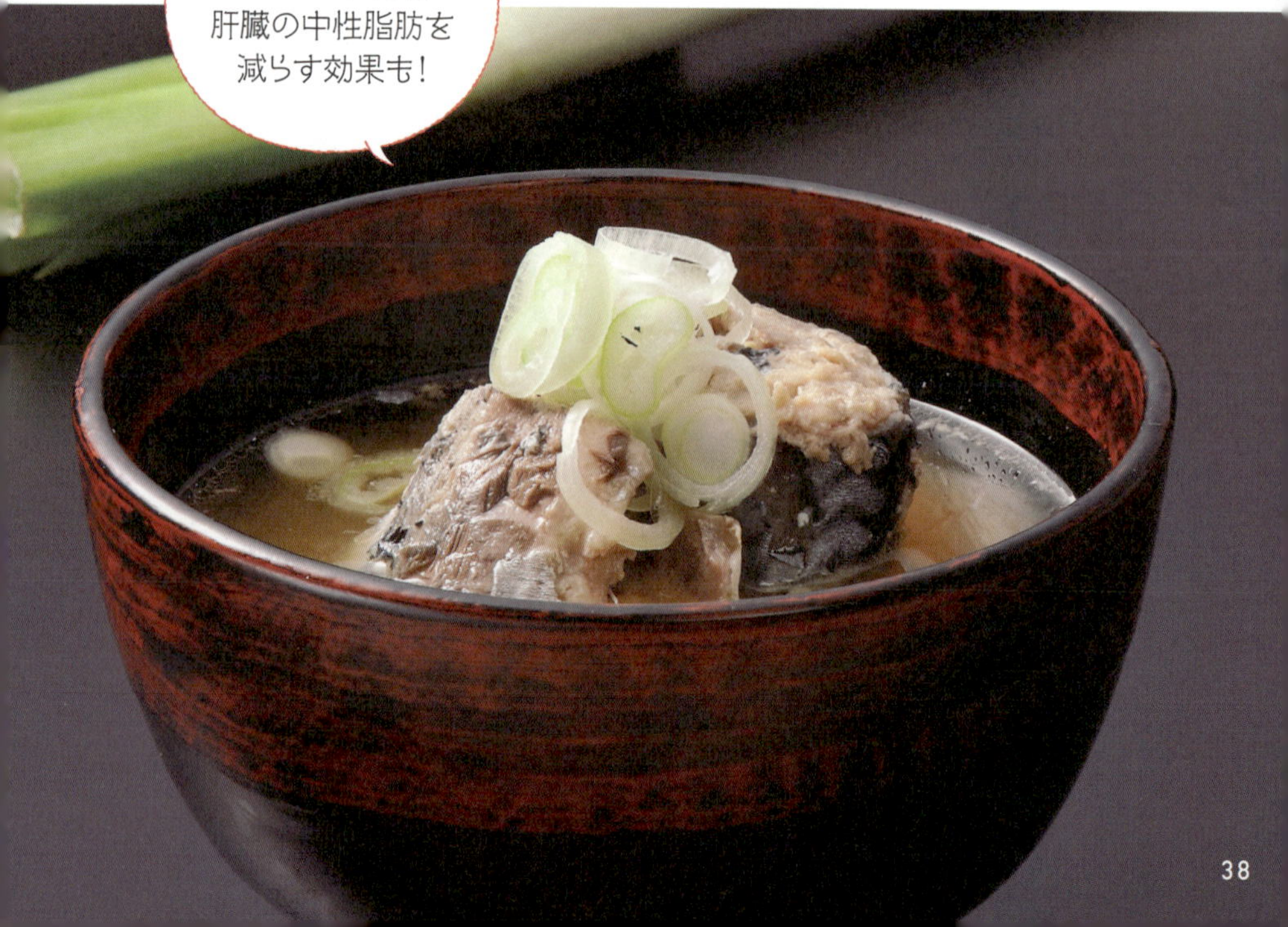

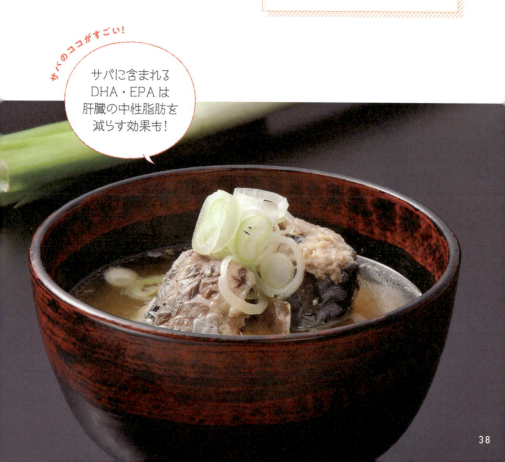

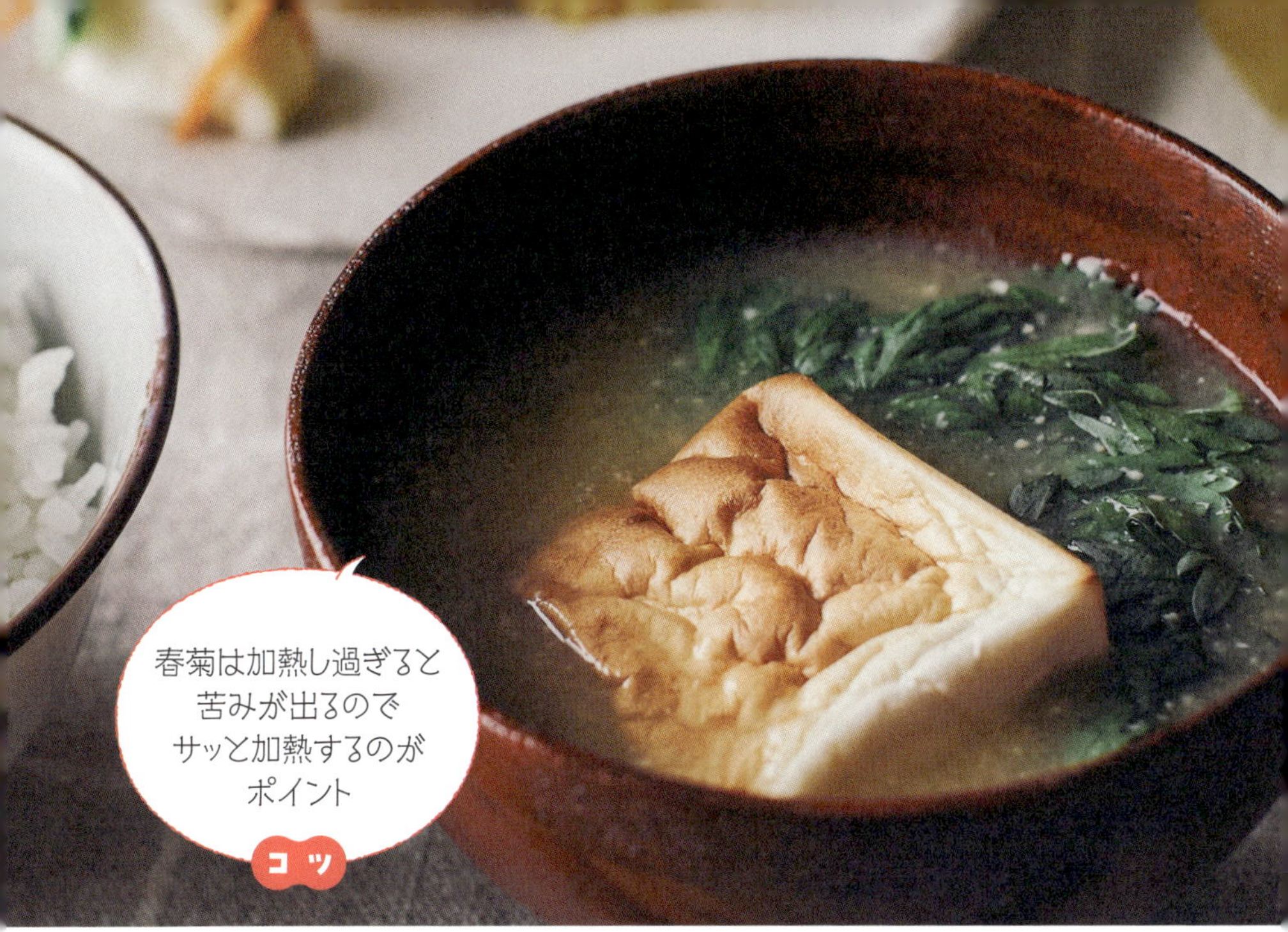
春菊は加熱し過ぎると
苦みが出るので
サッと加熱するのが
ポイント
コツ

ふわふわはんぺんの香ばしさが食欲をそそる

焼きはんぺんと春菊のみそ汁

2人分

材料

はんぺん（4等分する）……… 1枚
春菊（葉を摘む）…… 2株（40g）
みそ ……………………………… 大さじ2
だし汁 …………………………… 400ml

※おすすめ…国産素材 信州こうじみそ

作り方

1 トースターまたは魚焼きグリルで、はんぺんを焼き色がつくまで約5分焼く。
2 はんぺんを焼いている間に鍋にだし汁を沸かし、沸騰後火を止めてみそを溶き入れる。再度加熱し、ひと煮立ちしたら春菊を加えて火を止める。
3 はんぺんを器に入れ、2を注ぐ。

シャキシャキの豆苗がアクセント

しじみと豆苗のみそ汁

2人分

材料

しじみ	100g
豆苗	1/3株
水	400ml
昆布	5cm
みそ	大さじ2

※おすすめ…オーガニック味噌
こだわってます

作り方

1. しじみは砂抜きをし、流水で殻をこすり洗いする。豆苗は根を切り落とす。
2. 鍋にしじみ、水、昆布を加えて弱火にかけ、アクが出てきたら取り除く。しじみの口が開いたら、昆布を取り出す。
3. 火を止めてみそを溶き豆苗を加え、再度加熱して沸騰直前で火を止め、器に盛る。

しじみのココがすごい!

しじみに含まれる「オルニチン」が肝臓の解毒作用を高めてくれる!

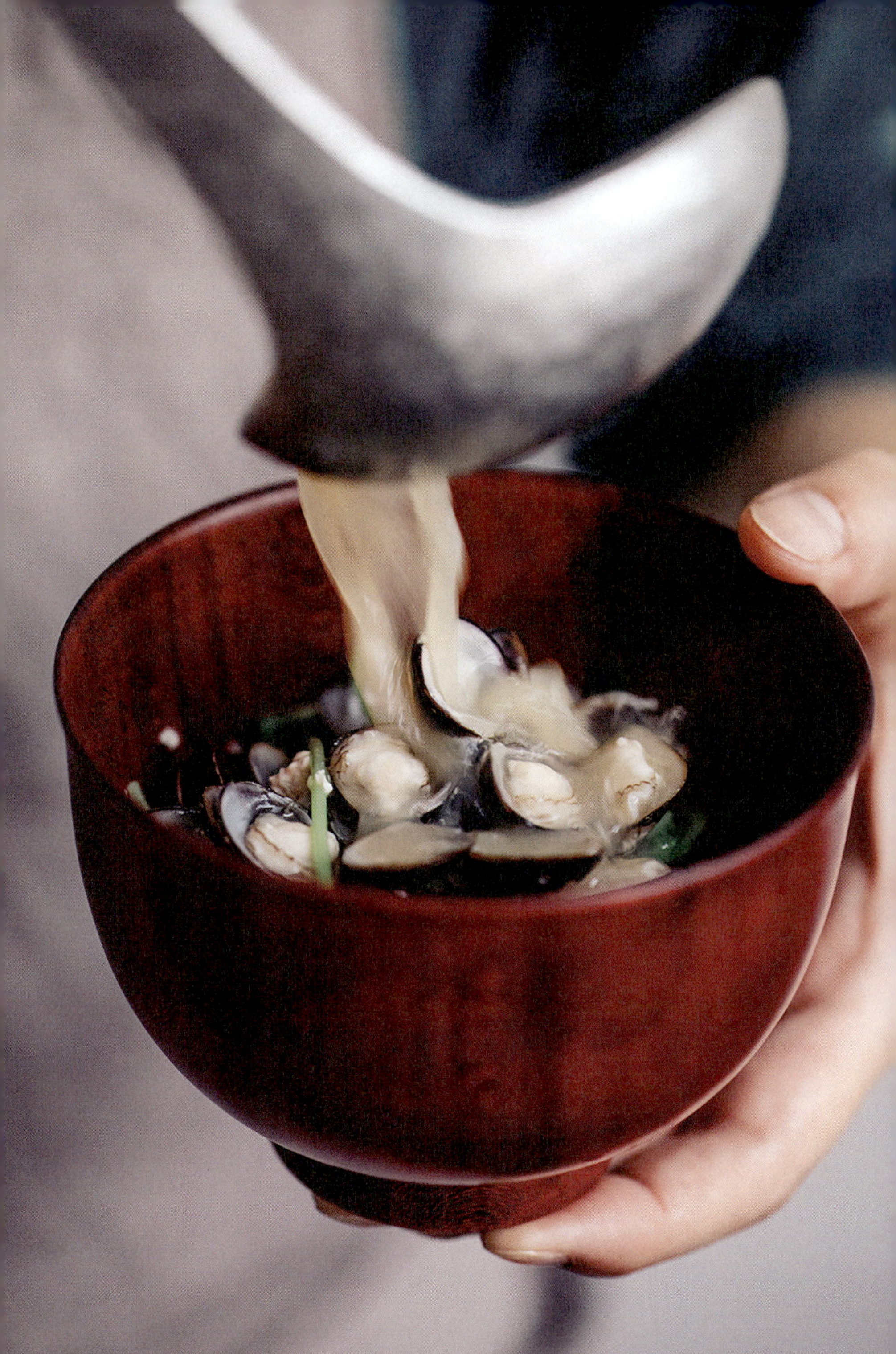

クリーミーな甘さが広がる

モッツァレラチーズと焼きズッキーニのみそ汁

2人分

材料

ズッキーニ（1.5㎝幅の輪切り）…… 1/2 本
モッツァレラチーズ
（1.5㎝角に切る）…… 30g
水 …… 400ml
みそ …… 大さじ 1 と 1/2
オリーブオイル …… 大さじ 1/2

※おすすめ…オーガニック味噌
こだわってます

作り方

1 小鍋にオリーブオイルを熱し、ズッキーニを中火で両面に焼き色がつくまで焼く。
2 水を加え、沸騰後火を止めてみそを溶き入れる。再度火にかけ、沸騰したらすぐに火を止める。
3 器に注ぎ、モッツァレラチーズを加える。

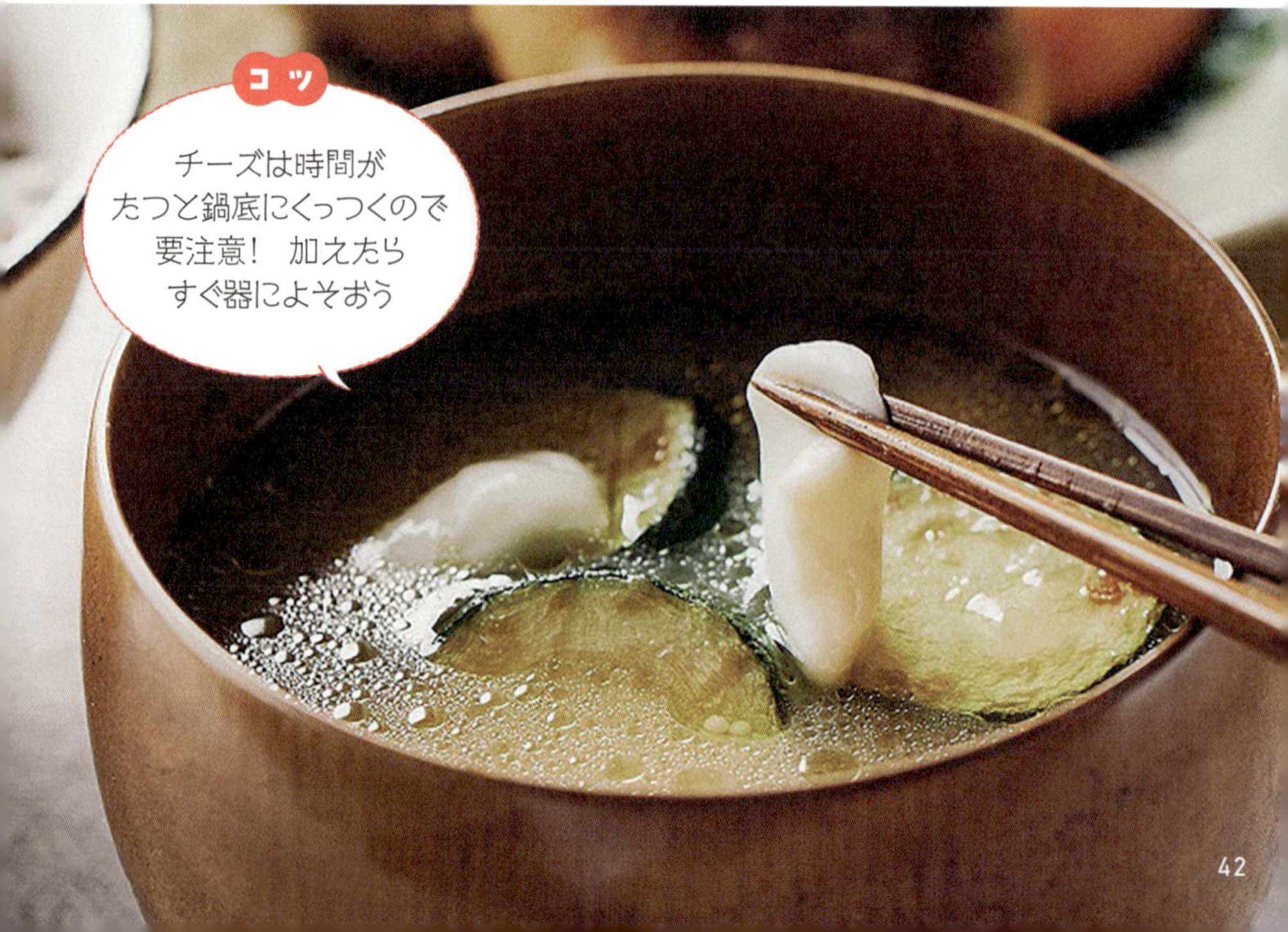

コツ

チーズは時間が
たつと鍋底にくっつくので
要注意！ 加えたら
すぐ器によそおう

コツ

れんこんは叩くことで
食感がよく味も染みて
おいしく仕上がる！

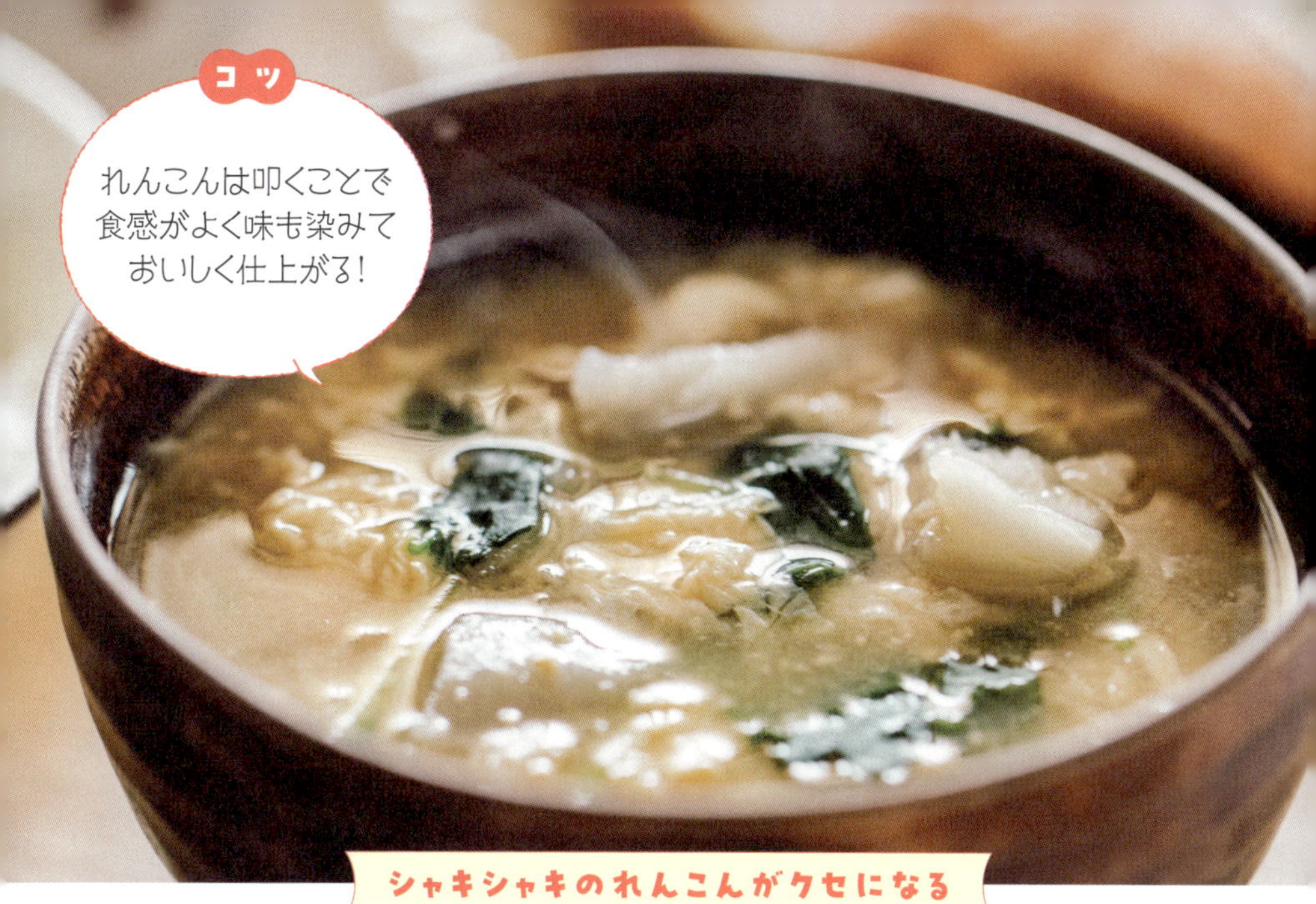

シャキシャキのれんこんがクセになる

叩きれんこんのかきたま汁

3人分

材料

- れんこん……100g
- 卵……1個
- だし汁……600ml
- みそ……大さじ3
- 三つ葉（2cm幅に切る）……1/3束

【A】
- 片栗粉……小さじ2
- 水……小さじ3

※おすすめ…麹の花
オーガニック玄米味噌

作り方

1. れんこんは皮をむき、麺棒で叩いて1cm角ほどの大きさにする。酢水（分量外）に3分ほどさらし、流水で洗ってから水気を切る。
2. 鍋に1とだし汁を入れて火にかける。煮立ったら弱火で約3分、れんこんに火が通るまで加熱する。
3. 混ぜ合わせたAを加えて沸騰させ、溶きほぐした卵を箸に伝わせつつ回し入れる。
4. 再び沸騰したら火を止め、みそを溶き入れる。再度加熱して沸騰直前で火を止め、三つ葉を加えてひと混ぜする。

冷やして飲んでもおいしい!

とろろとオクラのみそ汁

2人分

材料

長いも
(皮をむいてすりおろす) …… 100g
オクラ(小口切り) …… 4本
だし汁(濃いめ) …… 400ml
みそ …… 大さじ2
あおさのり …… 小さじ1

※おすすめ…国産素材 信州こうじみそ

作り方

1 鍋にだし汁を入れて沸かし、オクラを加えてさっと加熱する。みそを溶き入れ、再沸騰したら火を止める。
2 器に長いもと1を盛り、仕上げにあおさのりをふりかける。

長いものココがすごい!

不溶性と水溶性の
Wの食物繊維で
肝臓の調子を整え
やせ体質へと導く!

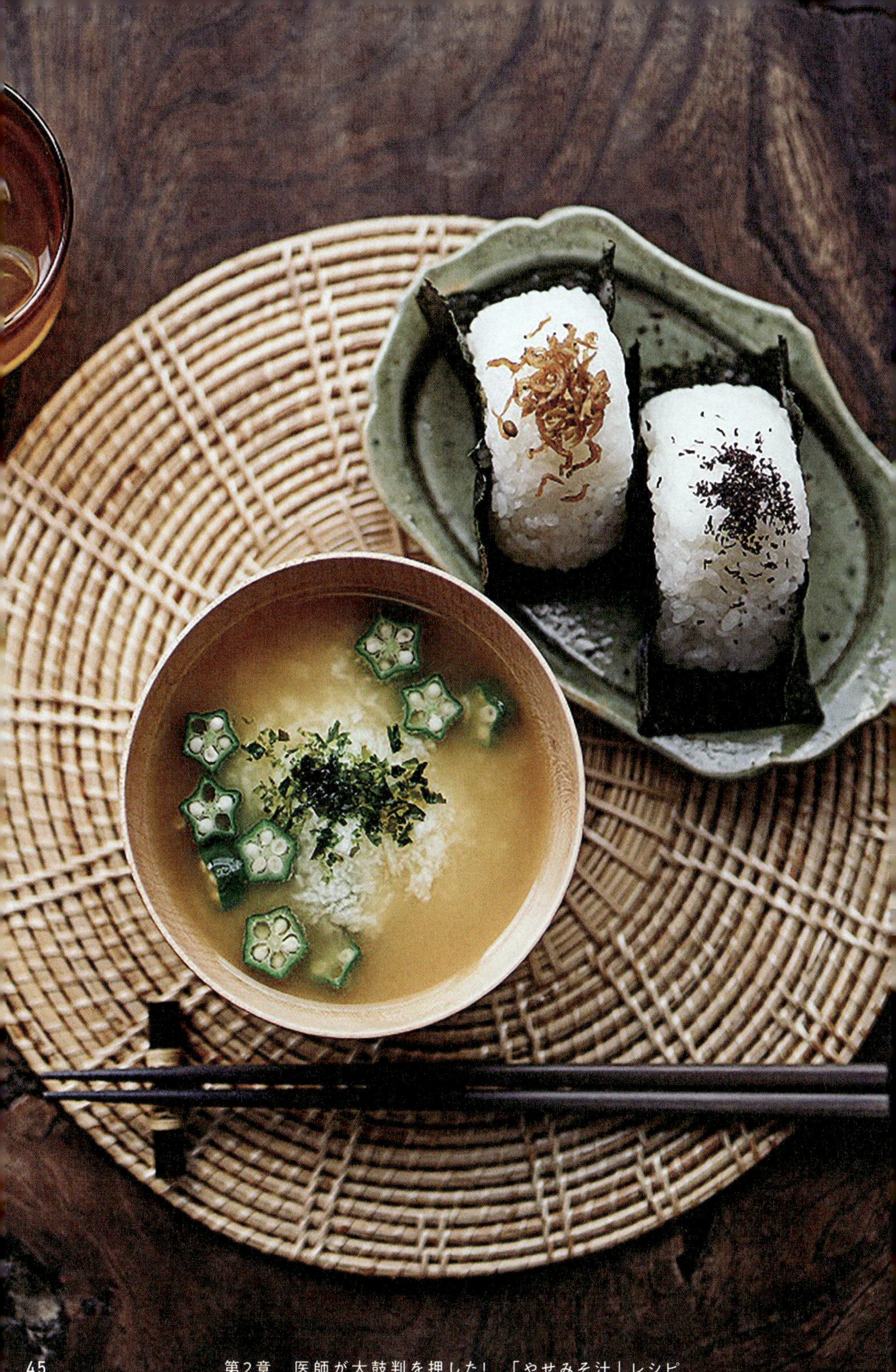

ボリューム満点!

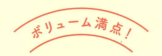

子どもも家族もよろこぶ おかず「やせみそ汁」

おかずにもなる、具材がたっぷり入ったみそ汁が大集合!
おいしく食べて、無理せず糖質の取り過ぎを抑えてくれます。
いろいろな食材が入っているので、自然と栄養バランスも整います。

具だくさんで食物繊維たっぷり!

ゆずこしょう香る 麦の豚汁

2人分

材料

豚こま切れ肉	75g
にんじん	1/4本
大根	2.5cm
玉ねぎ	1/4個
長ねぎ	1/2本
ごぼう	1/4本
こんにゃく	25g
水	400ml
みそ	大さじ2
ごま油	大さじ1
ゆずこしょう	適量

※おすすめ…麹の花 オーガニック麦味噌

作り方

1 にんじん、大根、玉ねぎは皮をむき、長ねぎ、ごぼうとともに小さめの乱切りにする。ごぼうは水にさらす。こんにゃくはスプーンで小さくちぎる。
2 鍋にごま油を入れて中火で熱し、長ねぎ以外の1を加えて炒める。全体に油が回ったら豚肉を加えて炒め、色が変わったら水200mlと長ねぎを加えてふたをし、10分蒸し煮にする。
3 残りの水を加え、沸騰後火を止めてみそを溶かし入れる。器に盛りゆずこしょうをのせる。

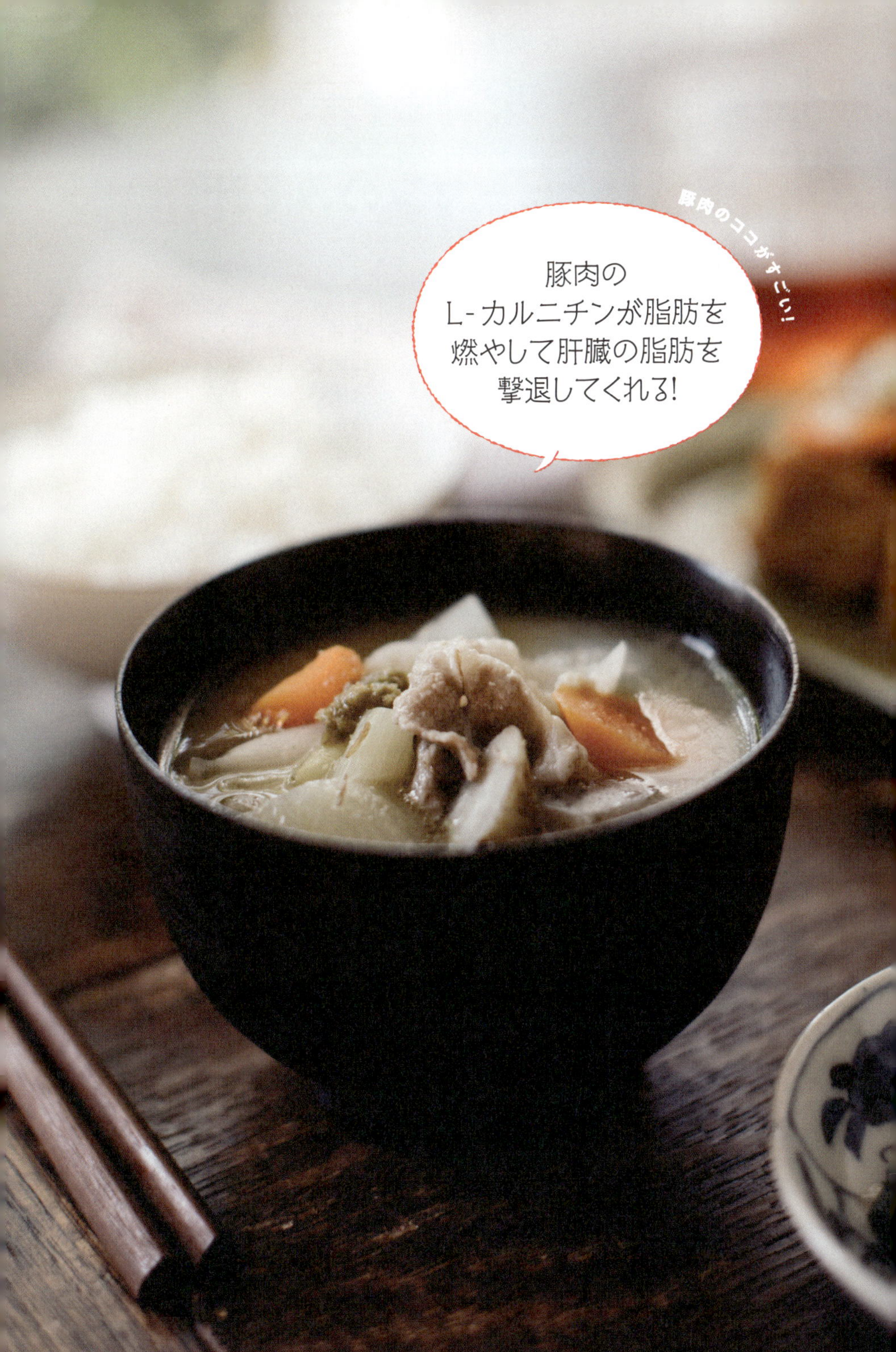
豚肉のココがすごい!
豚肉の
L-カルニチンが脂肪を
燃やして肝臓の脂肪を
撃退してくれる!

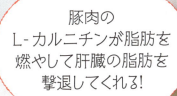

ピーマンのほろ苦さがアクセント

秋鮭とピーマンのみそ汁

2人分

材料

生鮭……1切れ
ピーマン……3個
生姜（千切り）……1片
みそ……大さじ2
水……450ml
塩……小さじ1/2

※おすすめ…オーガニック味噌
こだわってます

作り方

1. 生鮭は骨を取り、ひと口大に切る。塩を全体にふり10分置いたら、余分に出た水分をキッチンペーパーで拭き取る。
2. ピーマンはヘタと種を取って大きめの乱切りにする。
3. 鍋に水を入れて火にかける。沸騰したら1と生姜を加え弱火で5分煮る。火を止めてみそを溶き入れ、ピーマンを加える。再度加熱し、ひと煮立ちしたら火を止め器に注ぐ。

鮭のココがすごい！

DHA&EPAが
肝臓脂肪を減らし
強い抗酸化パワーで
若返り効果も
期待できる！

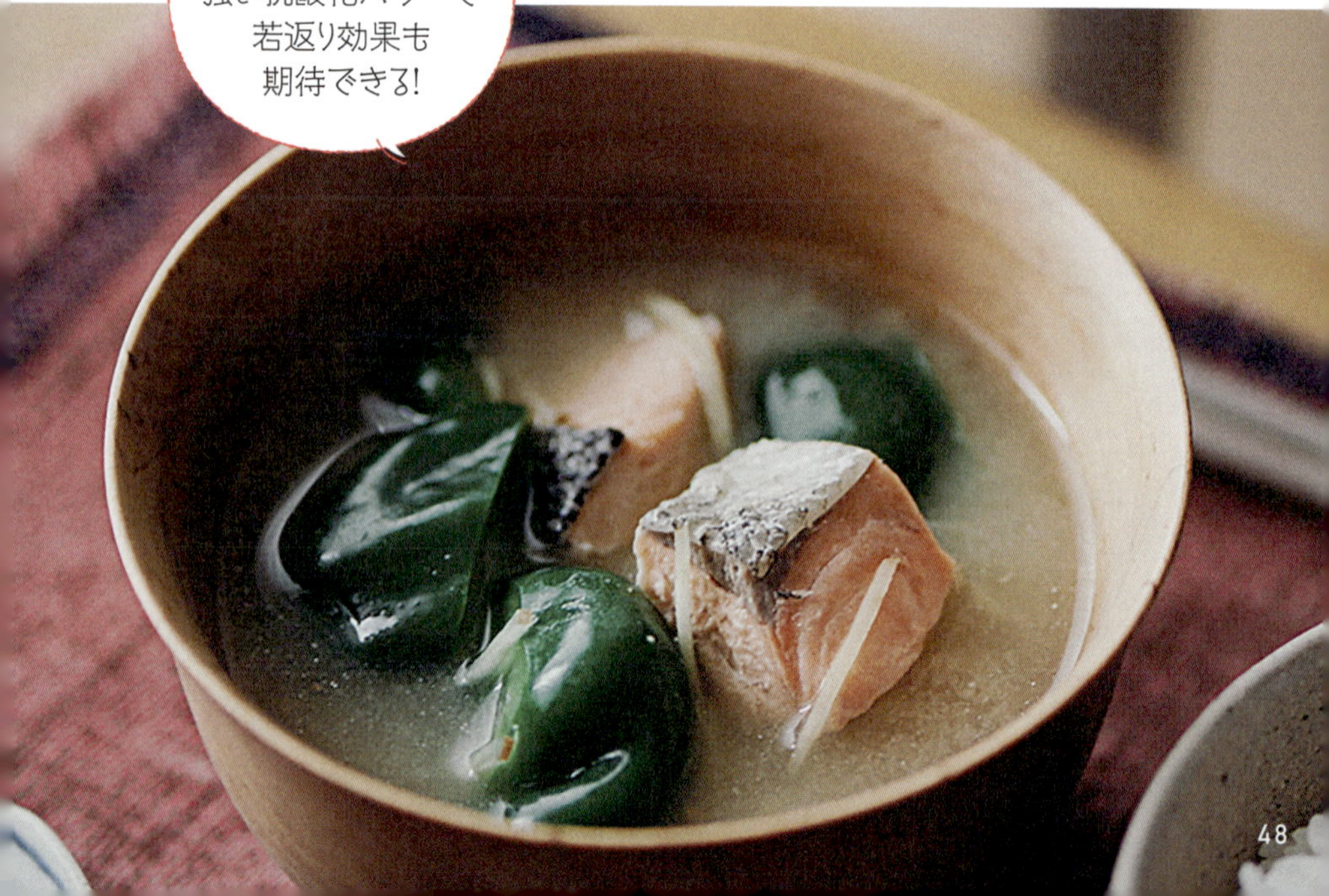

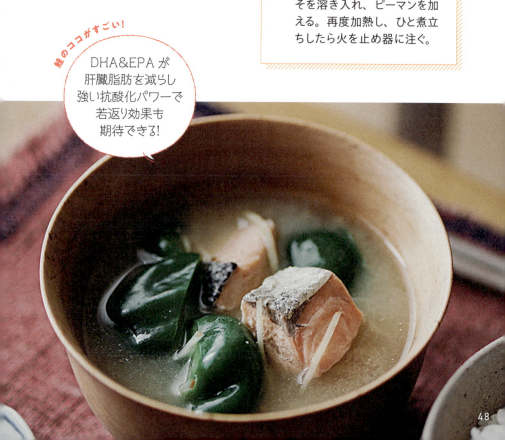

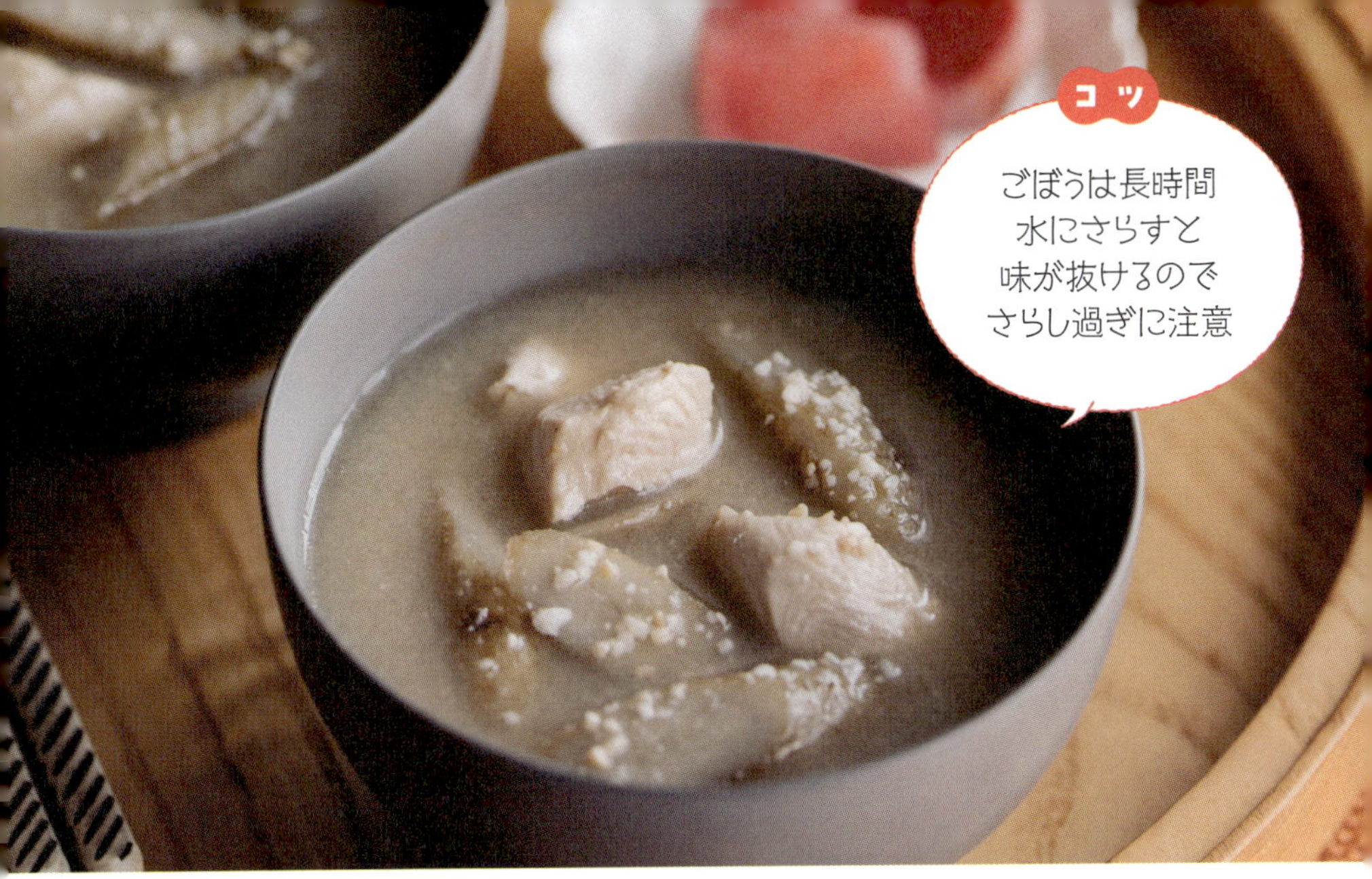
コツ
ごぼうは長時間
水にさらすと
味が抜けるので
さらし過ぎに注意

シンプルでコク深い味わい

ごぼうと鶏肉のみそ汁

2人分

材料

鶏ささみ	1本(80g)
ごぼう	1/2本(100g)
みそ	大さじ3
水	350ml
サラダ油	小さじ1/2

※おすすめ…50%減塩味噌 塩分ハーフ

作り方

1 鶏ささみは筋を取り除き、ひと口大に切る。ごぼうは皮つきのままよく洗い、厚めの斜め切りにして5分ほど水にさらす。

2 鍋にサラダ油を入れ、中火で温めてごぼうを加え、2分ほど炒める。水を加え、沸騰したらささみを入れ、再沸騰したら弱火で2分加熱する。

3 火を止めてみそを溶き入れ、再度火にかけて沸騰したら火を止める。

シャキシャキ、ほくほくで2度おいしい

叩きれんこんの豚汁

2人分

材料

れんこん …… 150g
豚バラ肉（5cm幅に切る）…… 100g
長ねぎ（1cm幅に切る）…… 1/2 本
こんにゃく（短冊切り）…… 1/4 枚
油揚げ（短冊切り）…… 1 枚
みそ …… 大さじ2
水 …… 400ml
ごま油 …… 大さじ 1/2
からし …… お好みの量

※おすすめ…オーガニック味噌
こだわってます

作り方

1 れんこんは皮つきのままよく洗い、麺棒などで叩いてひと口大にする。
2 鍋にごま油を入れて中火にかけ、れんこん、豚肉、長ねぎ、こんにゃく、油揚げを加えて油がなじむまで2分ほど炒める。水200mlを加え、沸騰したら弱火で5分煮込む。
3 火を止めて、残りの水を加え、みそを溶き入れる。再度加熱して、ひと煮立ちしたら火を止める。器に盛り、お好みでからしを添える。

コツ

れんこんなどの
根菜類には
コクのあるみそが合う！

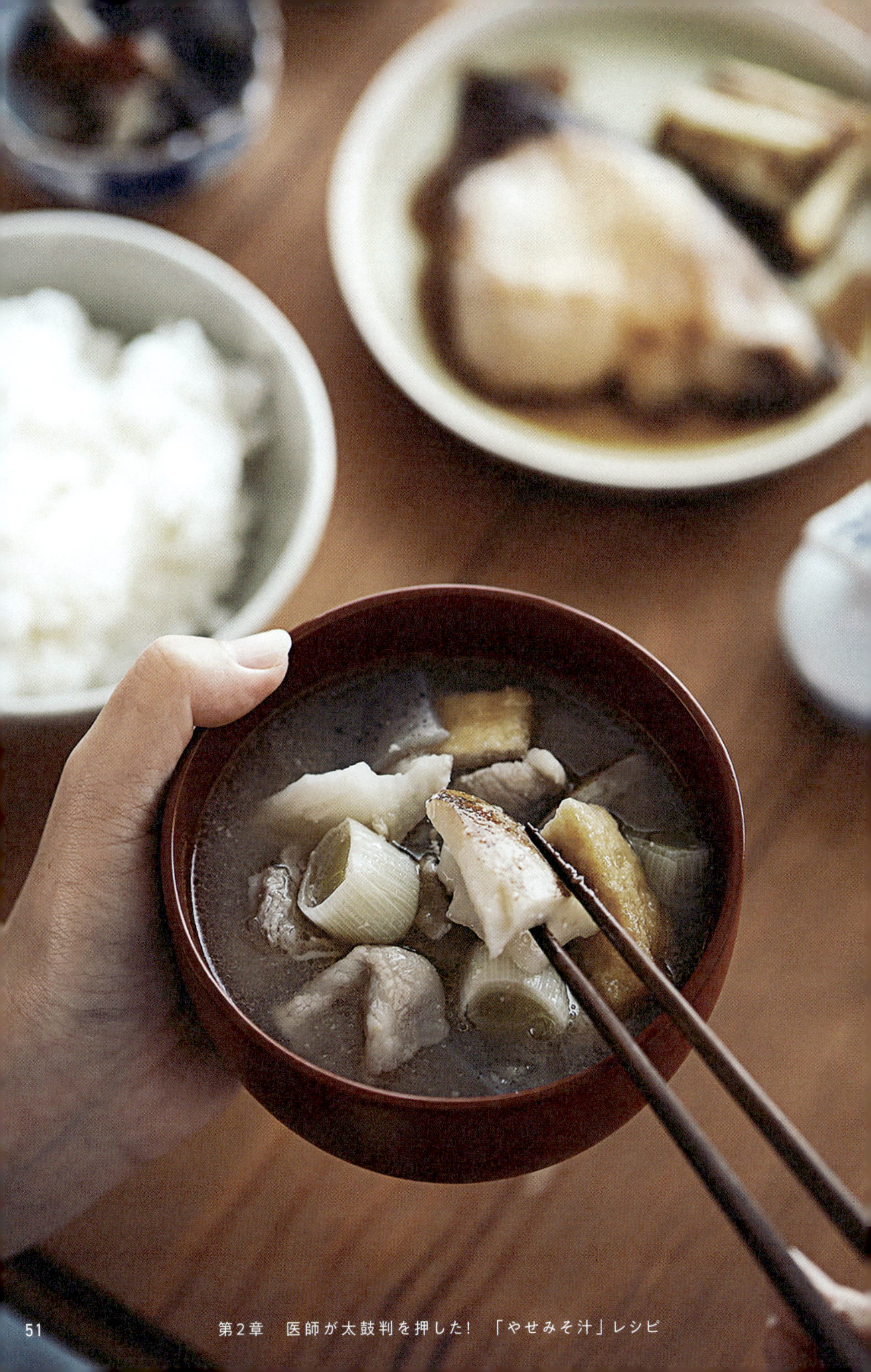

新玉ねぎの甘さが溶け出す

丸ごと新玉ねぎのおぼろ風みそ汁

2人分

材料

小ぶりの新玉ねぎ……2個
豚ひき肉……50g
だし汁……300ml
みそ……大さじ1と1/2

※おすすめ…円熟こうじみそ

作り方

1 新玉ねぎは皮をむき、お尻の部分から縦半分の深さまで十字に切り込みを入れる。
2 1をラップで包み、電子レンジで4分加熱する。
3 小鍋にだし汁と2を入れて中火にかける。沸騰したら豚肉を加え、ほぐしながら加熱する。
4 アクが出たら取り除き、一度火を止めてみそを溶き入れる。再度加熱して沸騰直前で火を止め、器に盛る。

コツ

新玉ねぎの代わりに
かぶやトマト
新じゃがいもを
使うのもおすすめ!

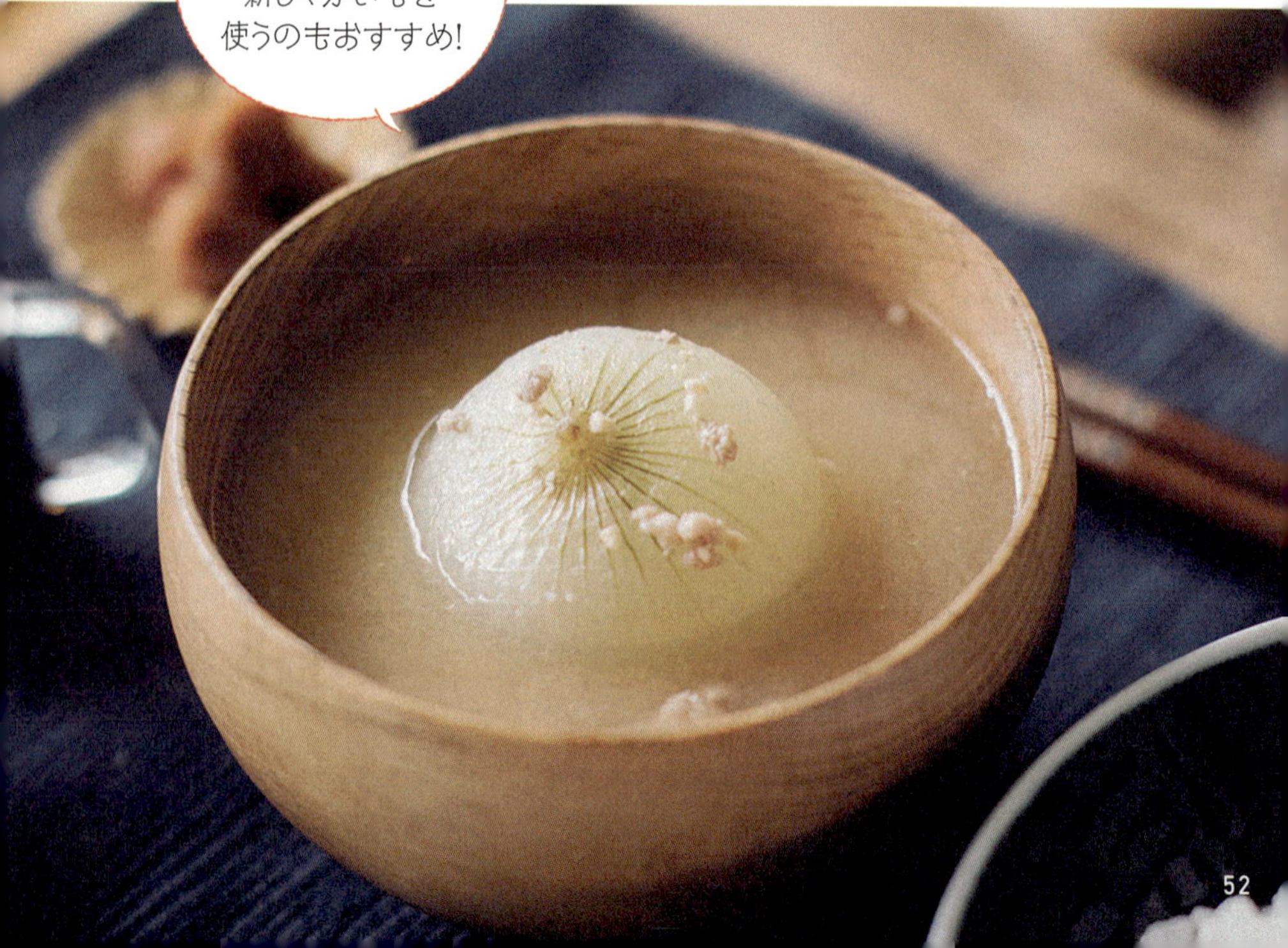

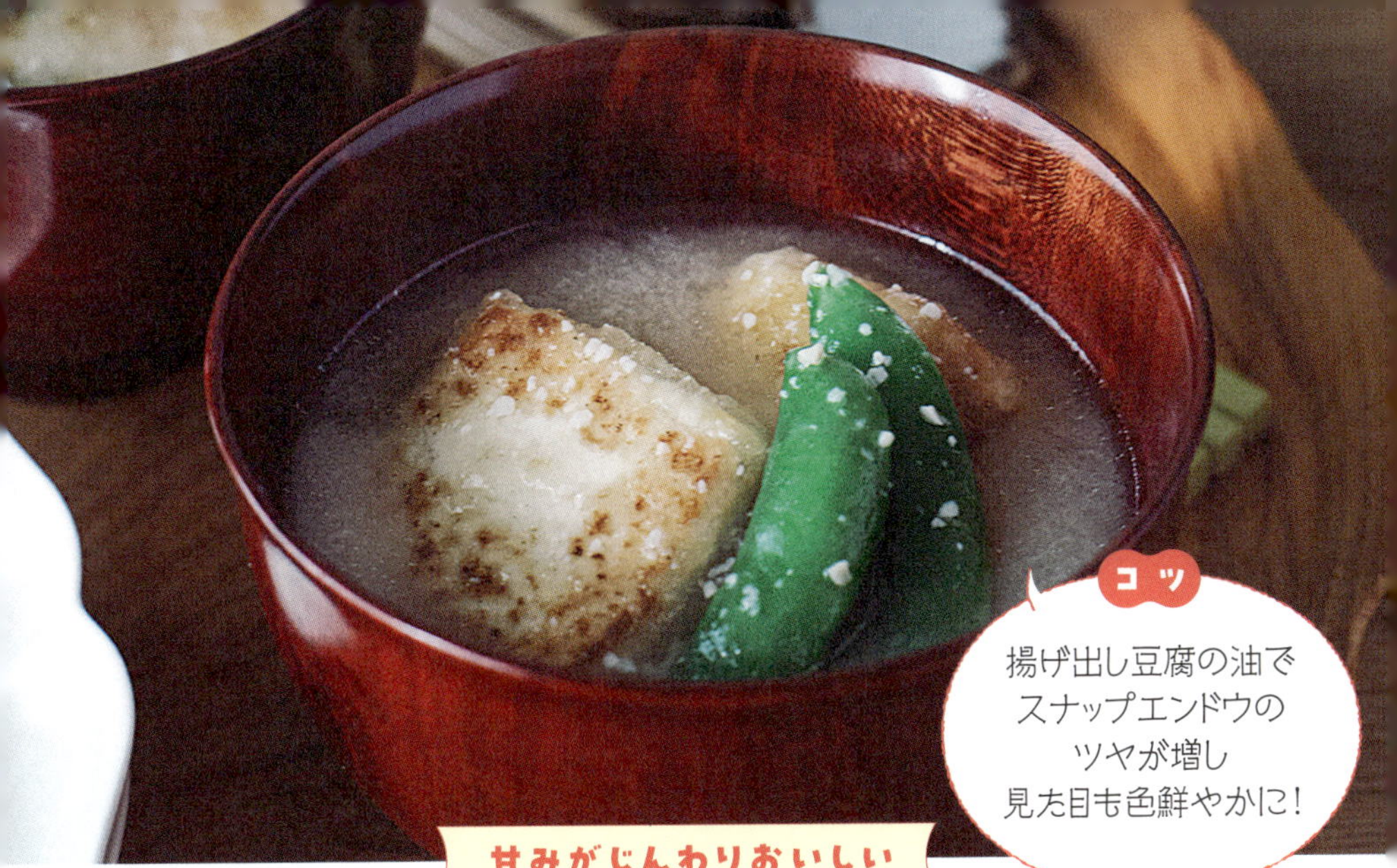

コツ

揚げ出し豆腐の油で
スナップエンドウの
ツヤが増し
見た目も色鮮やかに！

甘みがじんわりおいしい

スナップエンドウと手作り揚げ出し豆腐のみそ汁

2人分

材料

絹豆腐 …… 1/2丁
スナップエンドウ
(筋は除いておく) …… 8本
片栗粉 …… 大さじ1
サラダ油 …… 大さじ1
みそ …… 大さじ2
水 …… 400ml

※おすすめ…国産素材 信州こうじみそ

作り方

1. 絹豆腐を4等分にし、キッチンペーパーで軽く押して余分な水分を取り、全体に片栗粉をまぶす。
2. 小鍋にサラダ油を入れて中火で熱し、豆腐を揚げ焼きにする。焼き色がついたら裏返し、同様に焼いて取り出す。
3. 小鍋の油をキッチンペーパーで拭き取り、スナップエンドウと水を加えて加熱する。沸騰したら火を止め、みそを溶かし入れる。2を加えて加熱し、沸騰直前で火を止め、器に盛り付ける。

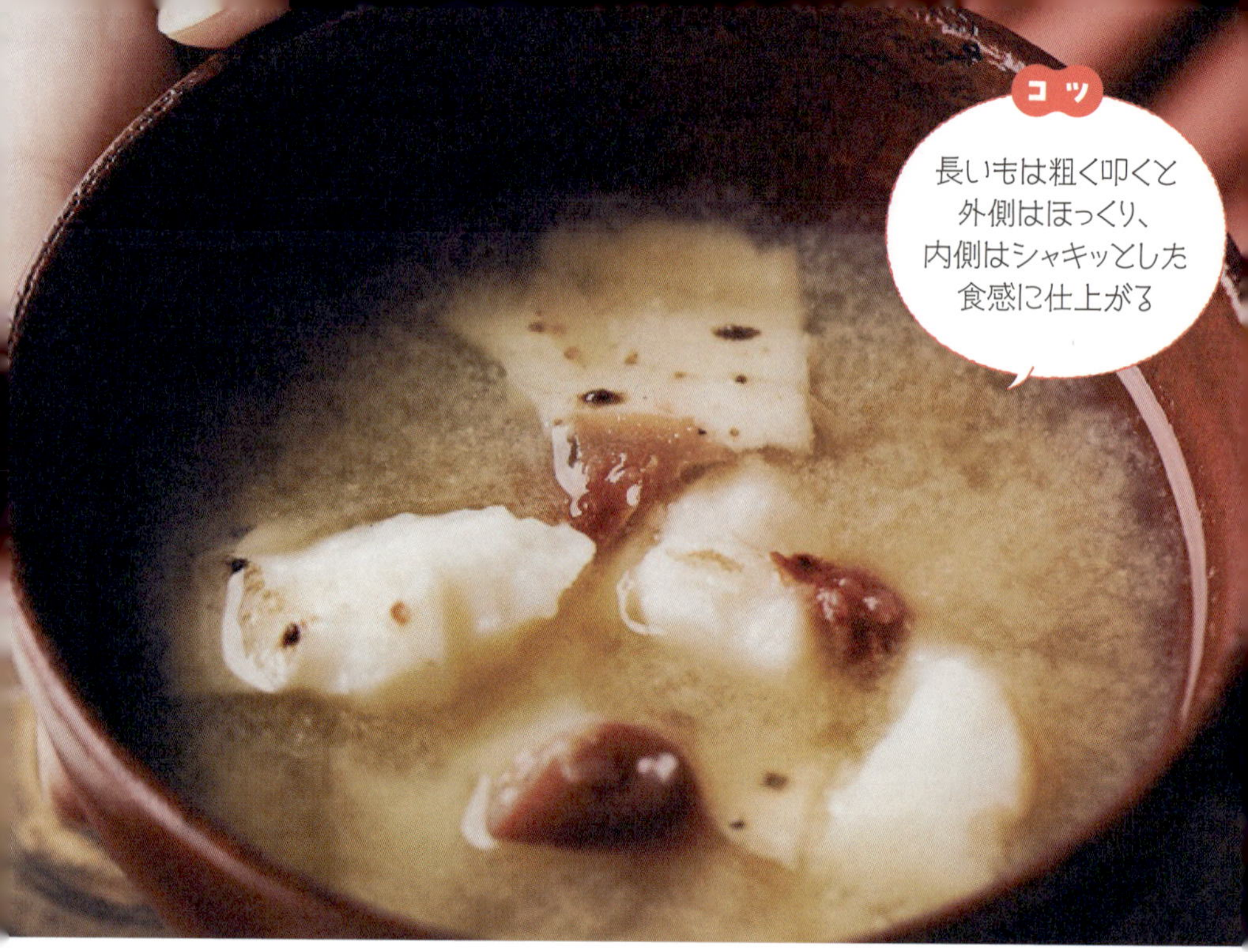
コツ
長いもは粗く叩くと
外側はほっくり、
内側はシャキッとした
食感に仕上がる

食欲がない日におすすめ

長いもと叩き梅のみそ汁

2人分

材料

長いも …… 8cm (70g)
梅干し (粗く刻む) …… 2粒
かつお節 …… 2パック (3g)
水 …… 400ml
みそ …… 大さじ1と1/2

※おすすめ…国産素材 信州こうじみそ

作り方

1. 長いもはよく洗い、皮つきのままポリ袋などに入れて麺棒で粗く叩く。
2. 小鍋に水、かつお節、長いもを入れて中火にかける。沸騰したら火を止め、みそを溶き入れる。
3. 再度火にかけ、沸騰直前で火を止める。器に盛り、梅干しを加える。

新感覚のもちもち食感がクセになる

もっちりかぼちゃ団子のみそ汁

2人分

材料

かぼちゃ（種とワタを取り除いたもの）‥100g
ゆで小豆缶 ………… 40g
【A】
　片栗粉 ………… 20g
　塩 ………… ひとつまみ
水 ………… 500ml
みそ ………… 大さじ2
昆布 ………… 10cm
柚子の皮（千切り）………… 適量
小ねぎ（小口切り）………… 適量

※おすすめ…円熟こうじみそ 減塩

作り方

1 かぼちゃはひと口大に切り、水で濡らして耐熱容器に入れ、ラップをして電子レンジで2分加熱する。フォークでつぶし、Aを加えて混ぜ、小豆を加えて和える。8等分にし、手で丸める。
2 鍋に水と昆布を入れて弱火にかけ、沸騰直前で昆布を取り除く。1を加えて浮き上がってきたら、弱火で2分ゆでる。
3 アクを取りみそを溶き入れる。ひと煮立ちしたら器に盛り、小ねぎと柚子の皮をのせる。

コツ

使うみその
種類によって
団子に加える塩の
量を調節しよう

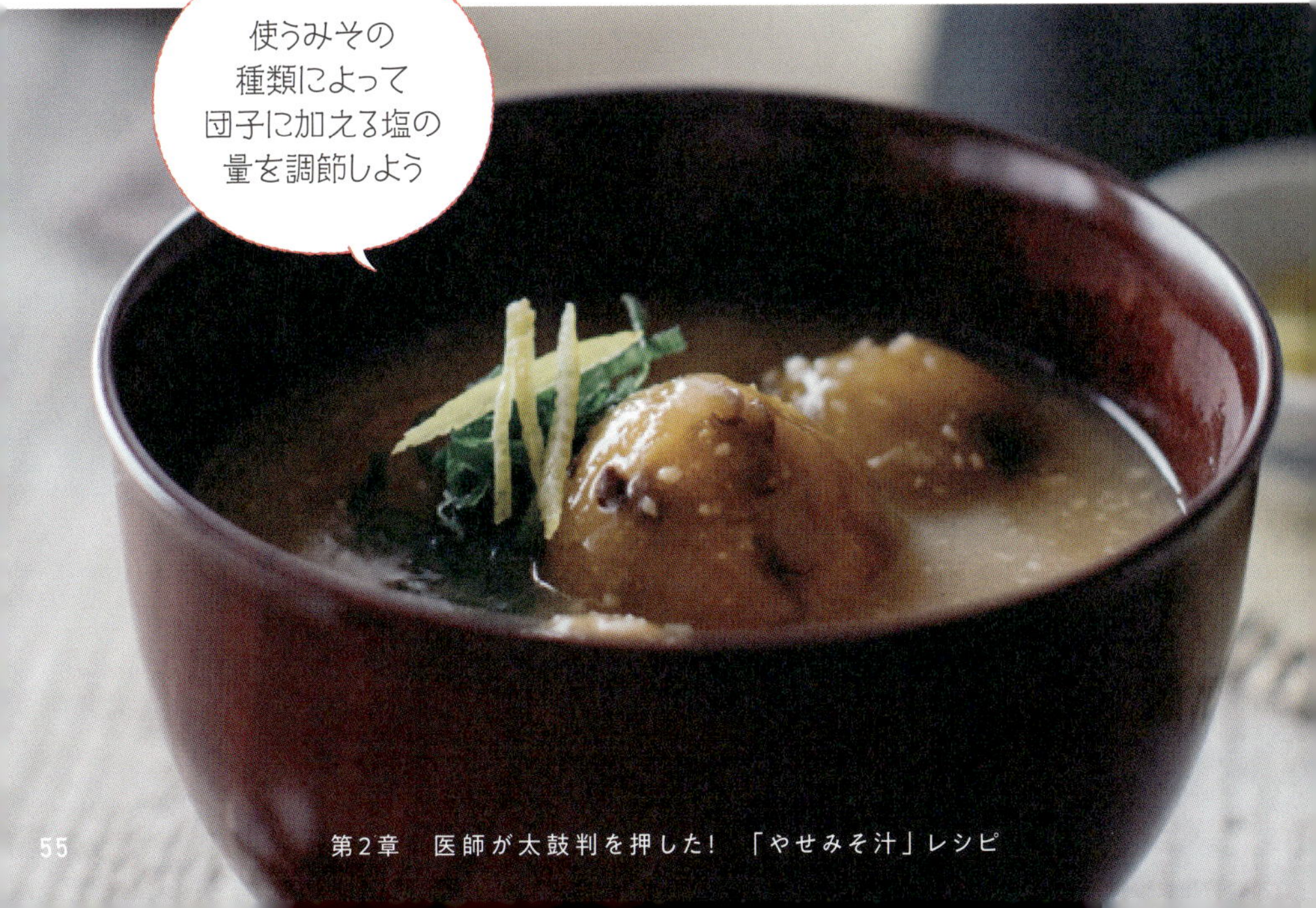

新みそ汁！

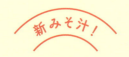

気分を変えたいときに！ 味変《あじへん》みそ汁&スープ

和風のみそ汁に飽きてきた……。そんな人におすすめしたい
エスニック風みそ汁や洋風みそ汁をご紹介。型にはまらない
新感覚レシピが盛りだくさん。ぜひお試しください。

しびれる辛さがたまらない！

山椒香る、鶏肉とパクチーのエスニックみそスープ

2人分

材料

鶏もも肉（ひと口大に切る）…… 100g
緑豆春雨 …… 20g
みそ …… 大さじ2
もやし …… 50g
ミニトマト（横半分に切る）…… 4個
山椒 …… 適量
パクチー（1cm幅に切る）…… 1株
レモン（1/2に切る）…… 1/6個
【A】
にんにく …… 1片
水 …… 500ml
中華スープの素（顆粒）…… 小さじ2
黒こしょう …… 小さじ1/2

※おすすめ…円熟こうじみそ

作り方

1 鍋にAを入れて火にかける。沸騰したら小さな沸騰状態になるまで火力を落とし、鶏肉と春雨を加えて3分煮る。
2 みそ、もやし、ミニトマトを加えて再沸騰直前で火を止め、器に盛る。パクチーをのせ、山椒とレモンをかけて食べる。

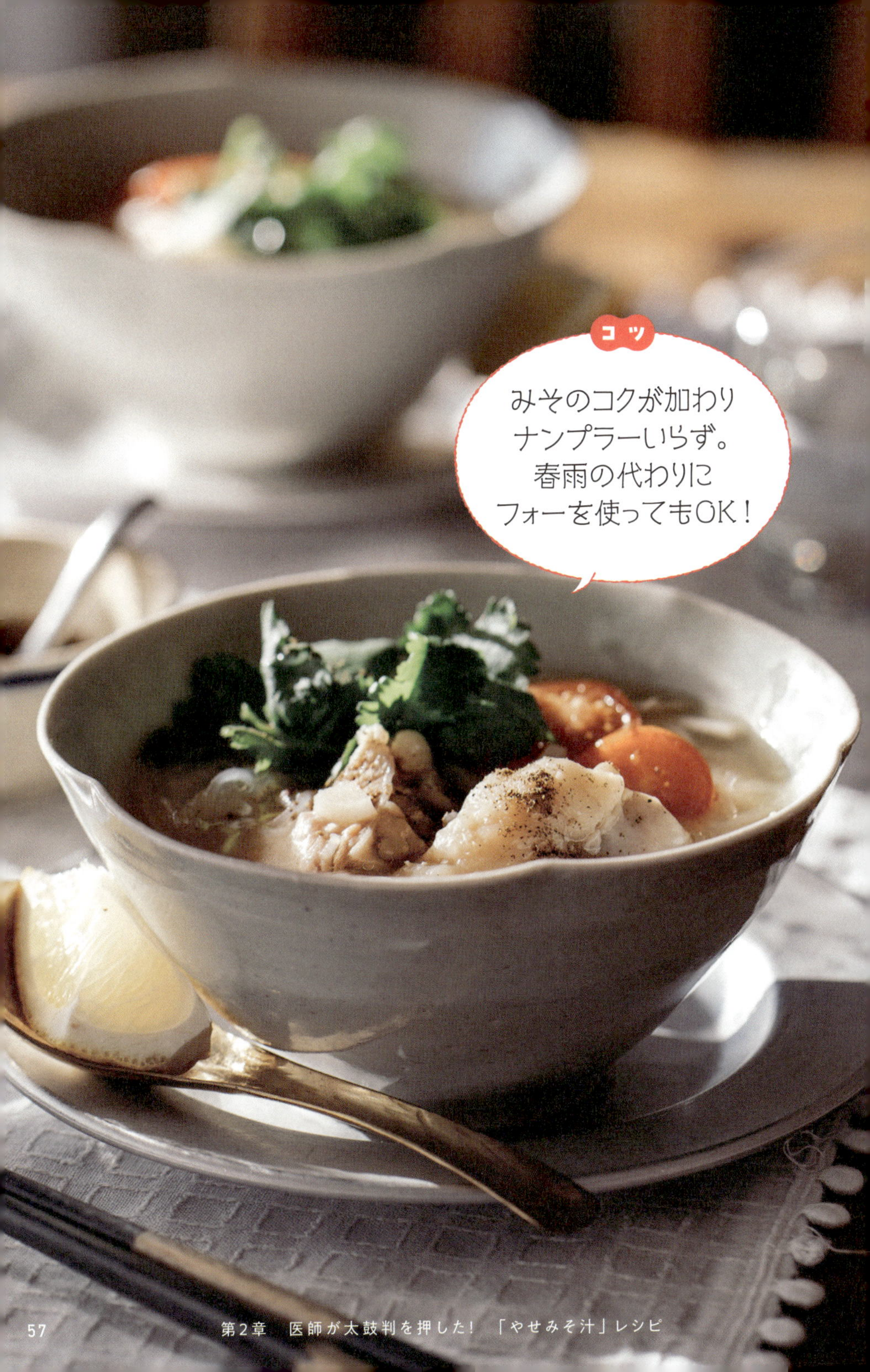
コツ
みそのコクが加わり
ナンプラーいらず。
春雨の代わりに
フォーを使ってもOK！

材料5つ！　つぶして混ぜるだけ

アボカドの冷製みそポタージュ

1人分

材料

アボカド……1/2個
みそ……大さじ1/2
牛乳……100ml
オリーブオイル……小さじ1/2
粉チーズ……小さじ1/2

※おすすめ…円熟こうじみそ

作り方

1 アボカドは皮をむいて種を取る。スープカップに入れ、フォークでなめらかになるまでつぶす。
2 1にみそを加えて混ぜ合わせ、牛乳を少しずつ加えながら混ぜる。オリーブオイルを回しかけ、粉チーズをかける。

コツ

アボカドは熟したものを選ぶとつぶしやすい。泡立て器やマッシャーを使うと便利！

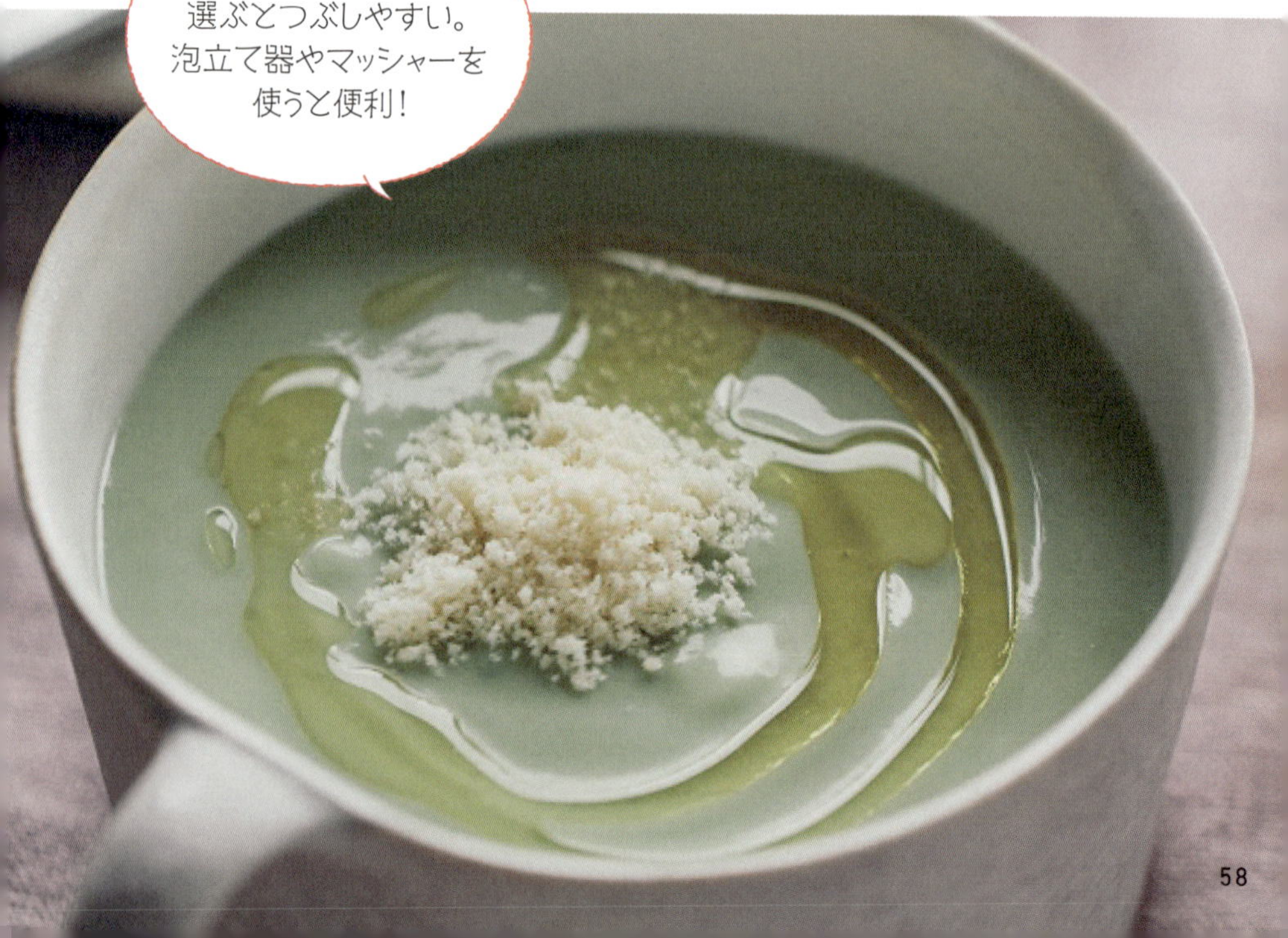

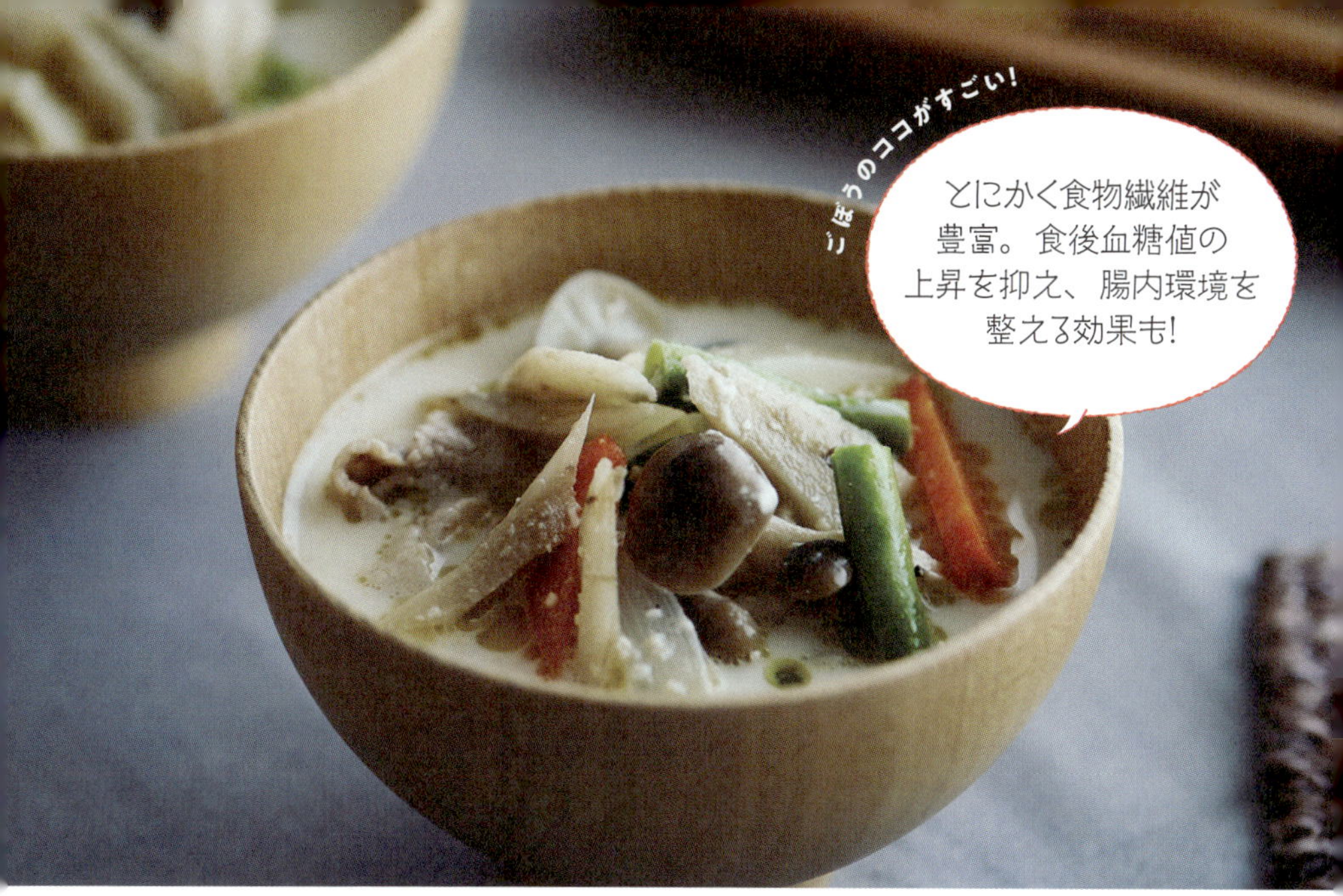

ごぼうのココがすごい!

とにかく食物繊維が豊富。食後血糖値の上昇を抑え、腸内環境を整える効果も!

定番の豚汁を洋風にアレンジ!

ごぼうのクリーム豚汁

2人分

材料

豚バラ肉（5cm幅に切る）…100g
ごぼう……1/2本
玉ねぎ（1cm幅のくし形切り）…1/4個
にんじん（半月切り）……1/4本
しめじ（小房に分ける）…1/4パック
いんげん（3cm幅に切る）…6本
みそ……大さじ2
水……300ml
牛乳……150ml
オリーブオイル……大さじ1/2

※おすすめ…国産素材 信州こうじみそ

作り方

1 ごぼうの皮をたわしで洗い、ささがきにして水にさらす。
2 鍋にオリーブオイルを入れ、中火にかける。豚肉、水を切ったごぼう、玉ねぎ、にんじんを入れて2分炒める。水としめじを加え、沸騰後弱火で8分煮る。いんげんを加え、さらに2分煮る。
3 火を止めてみそを溶き入れる。再度加熱し、ひと煮立ちしたら牛乳を加え、温まったら火を止める。

ごはんともパンとも相性抜群

ごろごろ野菜のポトフ豚汁

2人分

材料

豚バラ肉	100g
じゃがいも	1個
にんじん	1/2本
玉ねぎ	1/2個
ブロッコリー	1/4株
ミニトマト	4個
みそ	大さじ2
水	450ml
オリーブオイル	大さじ1/2

※おすすめ…オーガニック味噌
こだわってます

作り方

1 じゃがいもとにんじんはよく洗い、皮つきのまま大きめの乱切りにする。玉ねぎは芯をつけたまま、4等分のくし形切りにする。ブロッコリーは小房に分け、ミニトマトはヘタを取る。

2 鍋にオリーブオイルを入れて中火で熱し、豚肉を広げて入れる。肉の色が変わったら水、じゃがいも、にんじん、玉ねぎ、みそ大さじ1を加えて沸騰後、弱火にして10分煮る。ブロッコリーを加え、さらに5分煮る。

3 火を止めて残りのみそを溶き入れ、ミニトマトを加える。再度加熱して、ひと煮立ちしたら火を止め、器に盛る。

コツ

みそは2回に
分けて入れるのが
おいしさの秘訣。
風味が格段にアップ!

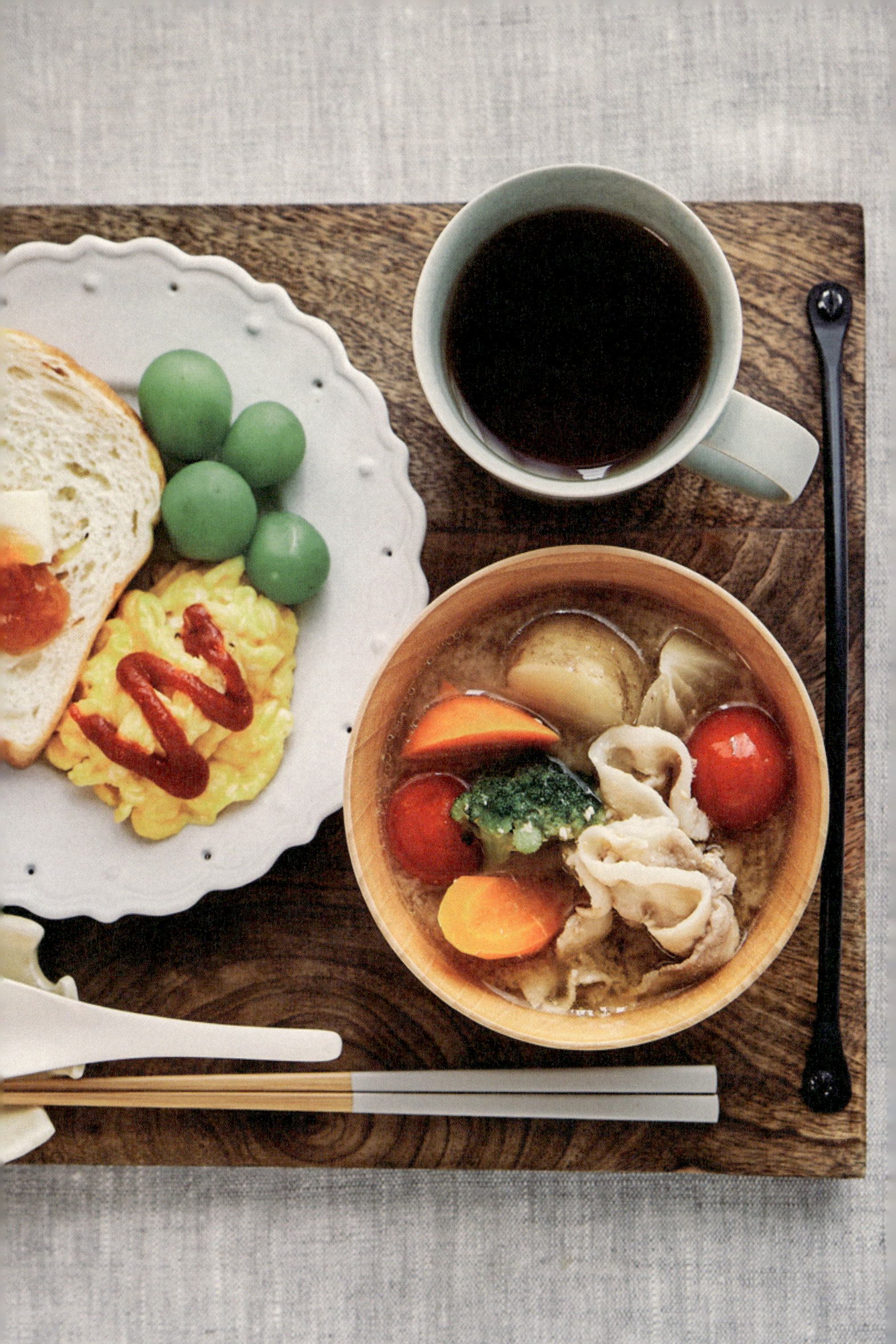

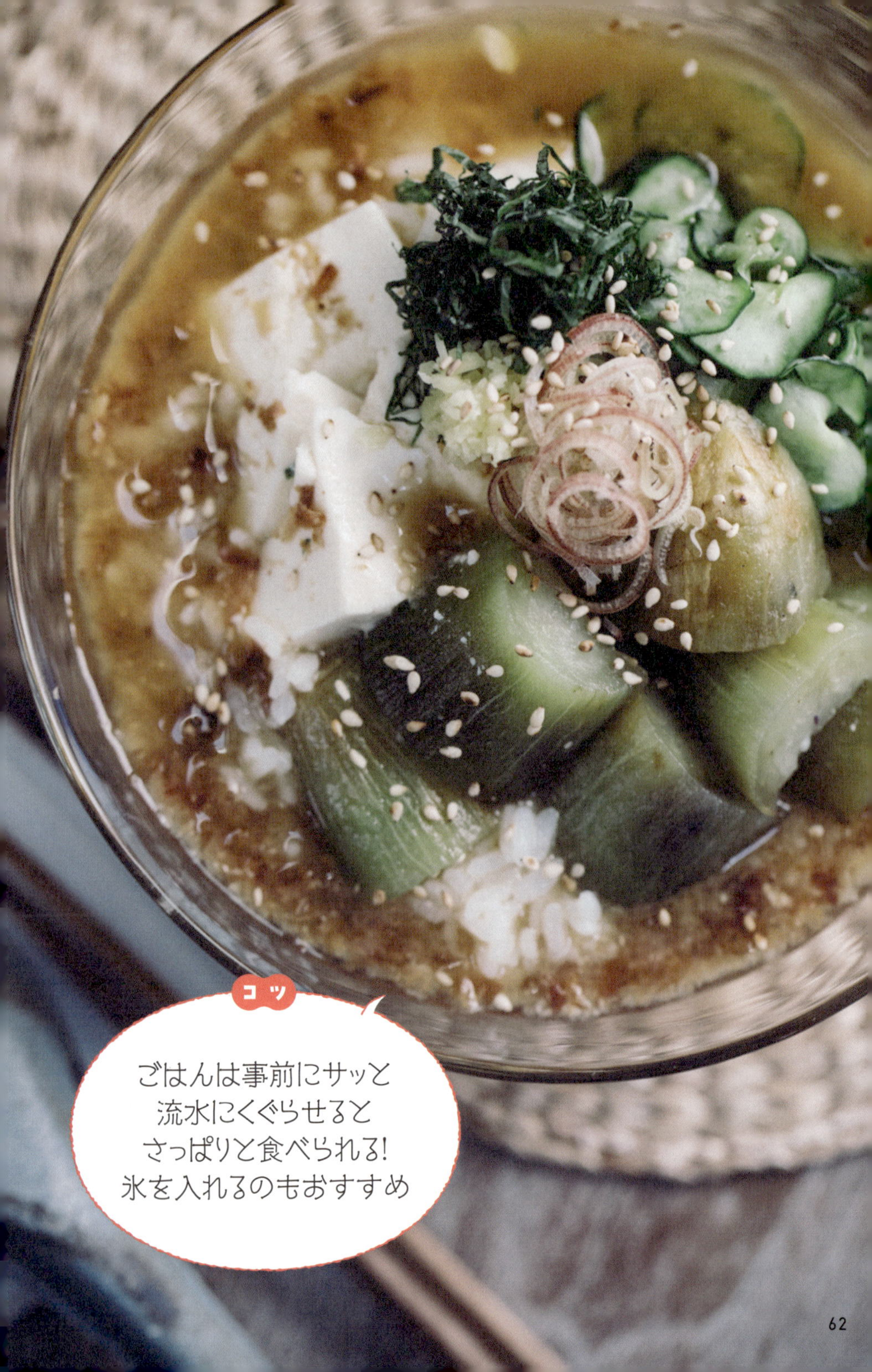

コツ

ごはんは事前にサッと
流水にくぐらせると
さっぱりと食べられる!
氷を入れるのもおすすめ

薬味たっぷり！ さらっと食べられる

焼きなすの冷や汁

2人分

材料

なす……2本
ごはん……2膳分
絹豆腐……150g
きゅうり……1/2 本
みょうが……1個
大葉……3枚
炒りごま（白）……少々
塩……少々
水……400ml
氷……適宜
生姜（すりおろし）……小さじ1
【A】
みそ……大さじ4
かつお節……8g
みりん……大さじ2

※おすすめ…麹の花 オーガニック麦味噌

作り方

1 アルミホイルを厚めに折りたたみ、混ぜ合わせたAを平たくのせ、トースターなどで5～10分ほど軽く焦げ目がつくまで焼く。
2 1をボウルに入れ、水を加えて溶きのばし、冷蔵庫で冷やしておく。
3 なすはヘタを取り、トースターなどで皮が真っ黒になるまで焼く。冷水にとって皮をむき、食べやすい大きさに切る。
4 豆腐はひと口大に手でほぐす。きゅうりは薄い輪切りにして塩でもみ、水気を切る。みょうがと大葉は千切りにし、水に浸してシャキッとしたら取り出し、水気をよく切る。
5 器にごはんを盛り、3と4をのせ、2をかけて炒りごまと生姜をのせる。好みで氷を入れていただく。

野菜のシャキシャキ感がアクセント

トマトとみその簡単ガスパチョ

2人分

材料

トマトジュース（無塩）……300ml
きゅうり（粗みじん切り）‥1/2本（約40g）
玉ねぎ（粗みじん切り）‥1/4個（約60g）
トマト（1cmの角切り）‥中1個（約150g）
みそ……大さじ2
オリーブオイル……大さじ1

※おすすめ…CRAFT MISO 生糀

作り方

1 きゅうり、玉ねぎ、トマト、トマトジュース、みそをボウルに入れて混ぜ合わせ、お好みで冷蔵庫で冷やす。
2 器に注ぎ、オリーブオイルを回しかける。

トマトのココがすごい！

トマトの抗酸化作用で
血液サラサラ＆美肌に。
動脈硬化予防や生活習慣病の
予防も期待できる

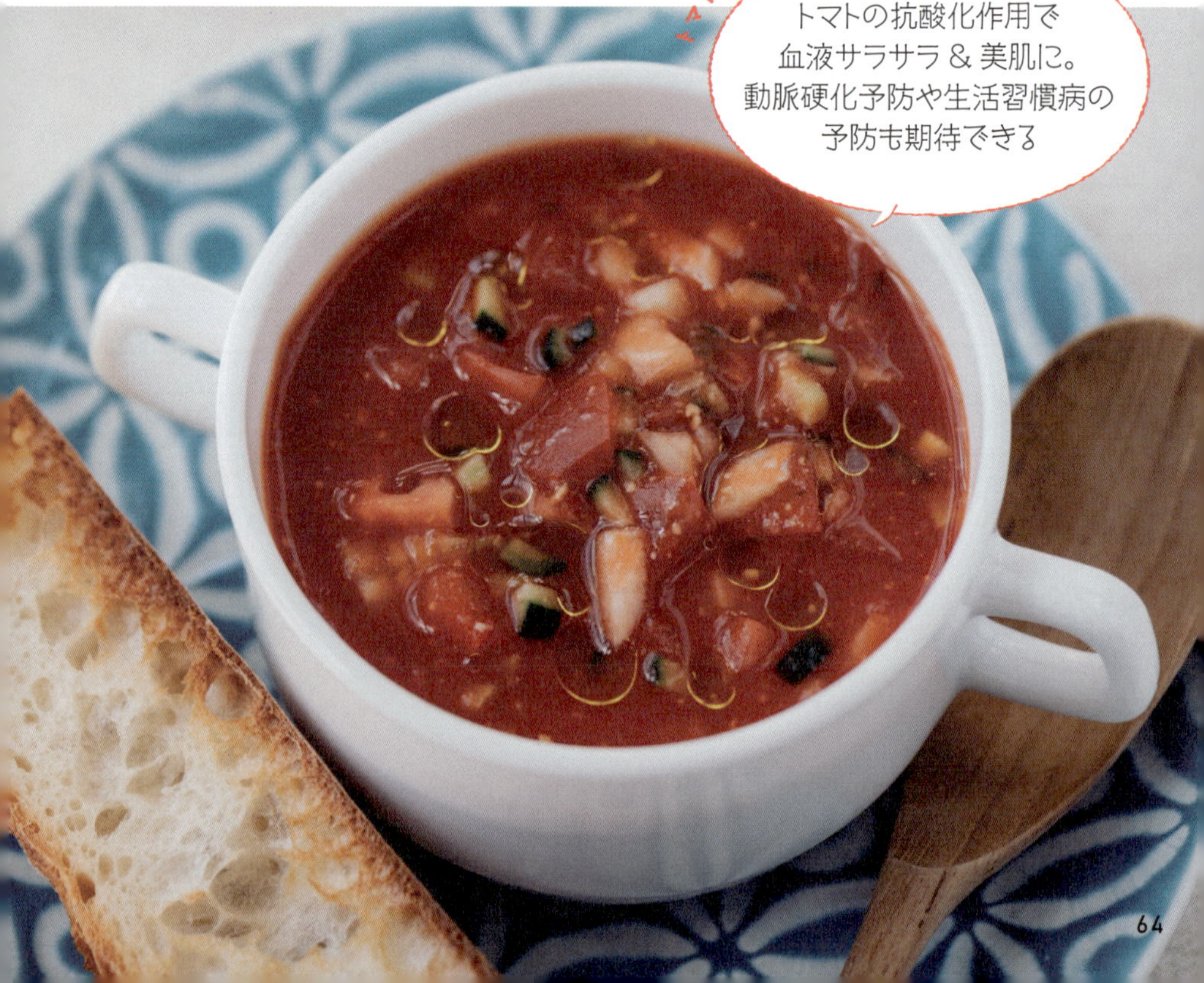

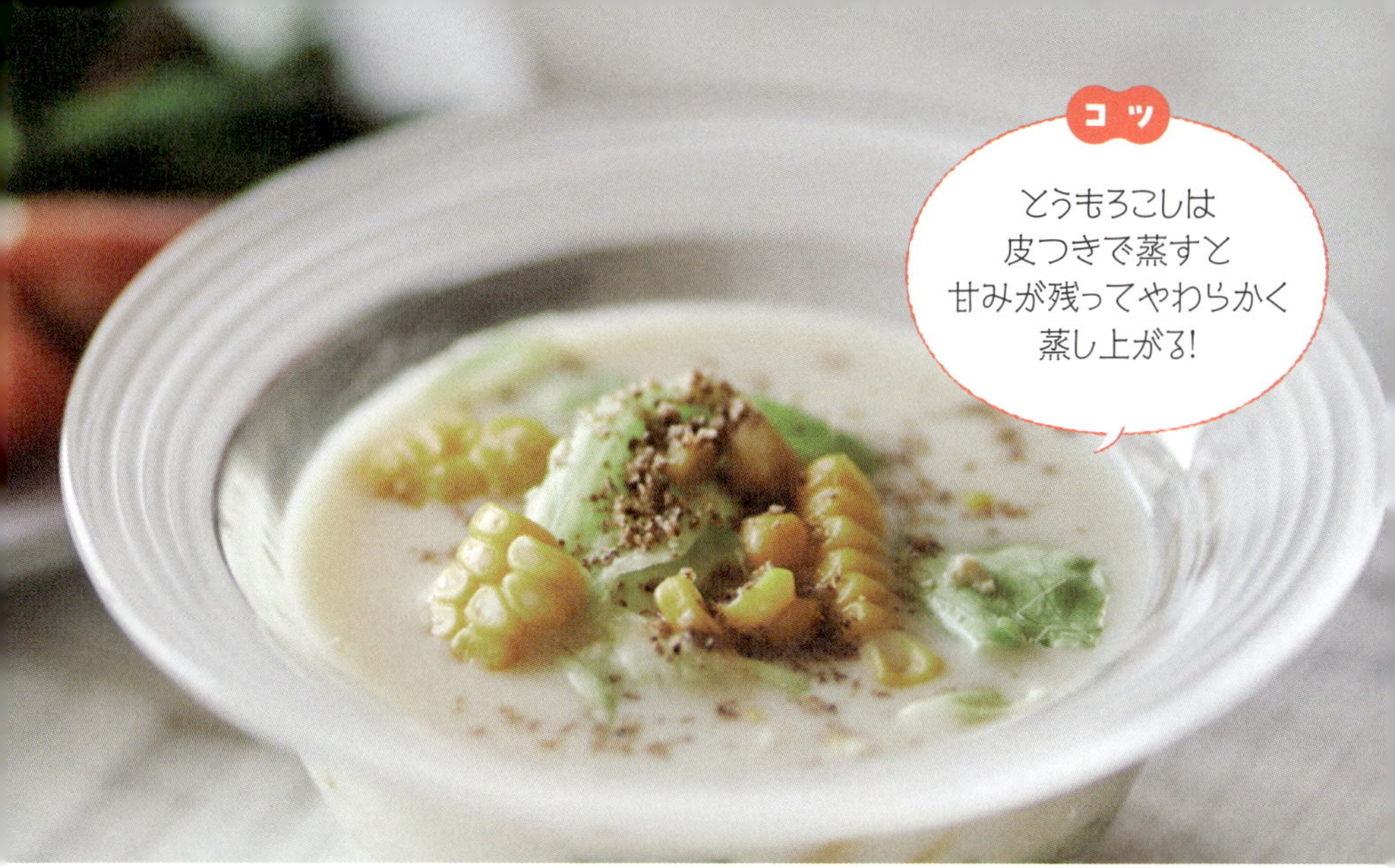

コツ

とうもろこしは
皮つきで蒸すと
甘みが残ってやわらかく
蒸し上がる!

コーンのやさしい甘みがみそと合う

レタスとコーンの冷やし豆乳みそ汁

2人分

材料

レタス	1/4 個
とうもろこし	1/2 本
無調整豆乳	200ml
だし汁	180ml
みそ	大さじ2
すりごま（白）	大さじ1

※おすすめ…円熟こうじみそ

作り方

1 レタスはひと口大に手でちぎる。ザルにのせ、熱湯をかけてしんなりとさせる。

2 とうもろこしは皮つきのままラップに包み、電子レンジで3分加熱する。粗熱が取れたら皮をむき、包丁で実を削ぐ。

3 ボウルにみそを入れ、だし汁を少し加えて溶かす。残りのだし汁と豆乳を加えて混ぜる。

4 器に**1**と**2**を盛り、**3**を注ぐ。仕上げにすりごまをふる。

YASEMISO QUESTION & ANSWER

やせみそ汁Q&A

Q だしは何を使ってもOK？

A. 基本的には何を使っていただいても問題ありません。「毎日みそ汁を飲む」ことを最優先に、お好みの味や使いやすい形状のものを選ぶとよいでしょう。ただし、味や香りに変化をつけることは、脳の活性化につながります。複数のだしを用意して、日替わりで楽しむのもおすすめです。

Q みそ汁はインスタントでもいい?

A. どうしても調理できない忙しい日などは食べてもかまいません。ただし、含まれる添加物がやや心配です。添加物の種類や量によっては肝臓に負担をかけてしまう要因となるので、できるだけ無添加タイプを選び、飲む頻度は週に1度くらいまでを目安にしてください。

Q 1日1杯以上飲んでもOK？

A. みそ汁は、できれば朝と夜に1杯ずつ飲むのがベストです。みそ汁の塩分を心配される方がいますが、1日2杯程度までなら、それだけで1日の塩分摂取量を超えることはないので安心してください。高血圧や腎臓病などの疾患がある人は、必ず医師の指導に従いましょう。

第3章

LIVER DIET

やせ効果増幅！
みそを使った
アレンジレシピ

MISO SOUP

野菜不足を感じたら みそ野菜おかず

本章で紹介するのは「みそを使ったおかずレシピ」。
朝1杯のみそ汁に加えて、昼や夜に野菜・魚たっぷりのみそおかずを食べて、やせ効果を上乗せ!

みそと甘酒の発酵コンビでやせ効果も倍増!

発酵ジンジャー鍋

2人分

材料

ぶり(1切れを3等分) …… 3切れ
大根(小さめの乱切り) … 20㎝(300g)
玉ねぎ(6等分のくし形切り) …… 1個
しめじ(小房に分ける) …… 1株
しいたけ(半分に切る) …… 6個
みそ …… 大さじ2
生姜(すりおろす) …… 3片(30g)
三つ葉(ざく切り) …… 1袋
七味唐辛子 …… 適量
【A】
甘酒 …… 400ml
酒 …… 50ml
昆布 …… 10㎝
にんにく(薄切り) …… 1片

※おすすめ…オーガニック味噌
こだわってます

作り方

1 ぶりは塩(分量外)少々をふって10分ほど置き、余分に出た水分を拭き取る。
2 土鍋に大根、玉ねぎ、Aを入れて火にかけ、沸騰したら10分煮る。みそを溶き入れ、さらに10分煮る。
3 2にぶり、しめじ、しいたけを加え、アクを取り除く。全体に火が通ったら生姜を加える。器に盛り、三つ葉をのせ、七味唐辛子をふる。

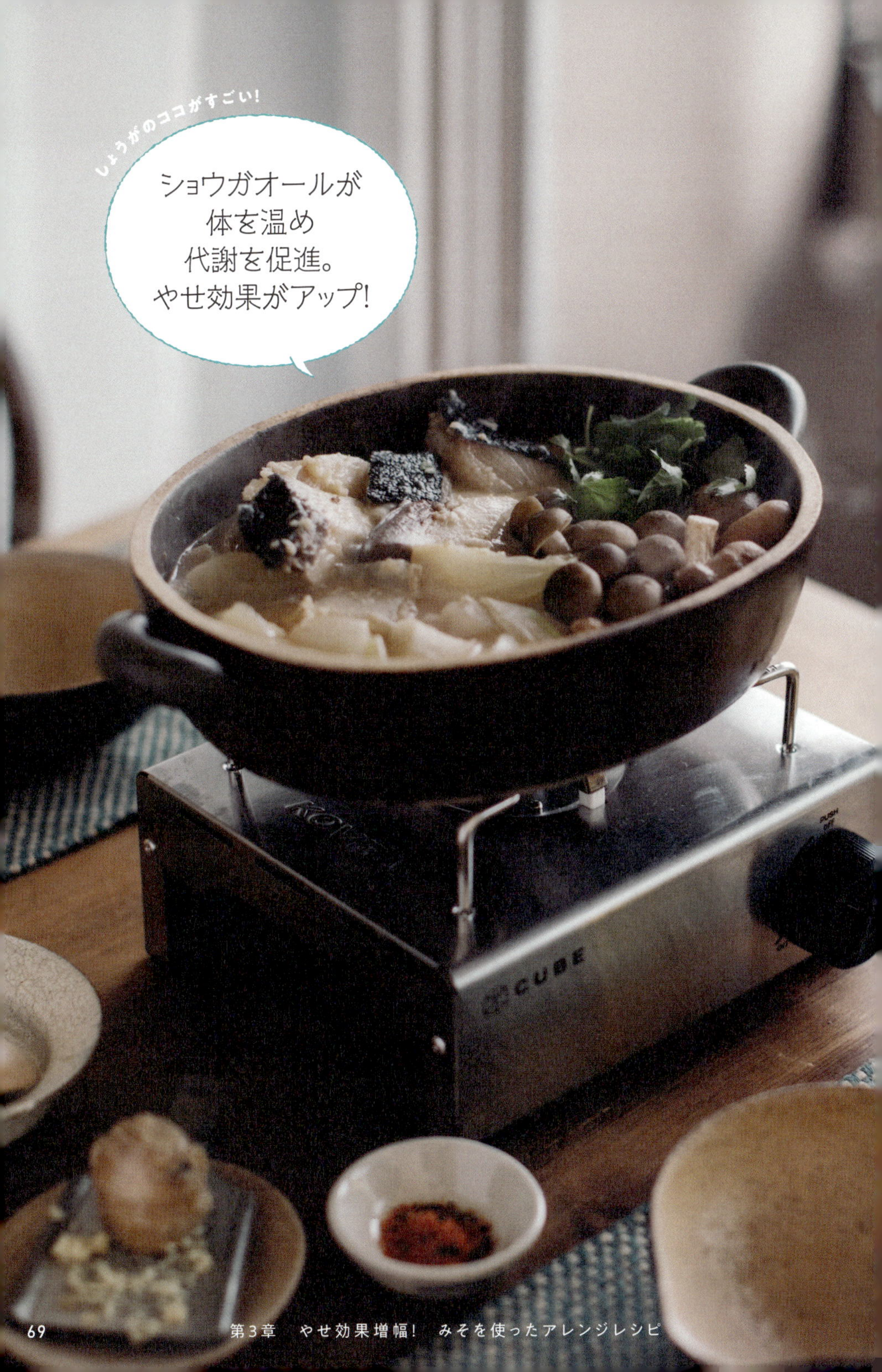

しょうがのココがすごい!

ショウガオールが
体を温め
代謝を促進。
やせ効果がアップ!

ごまの風味とみそのコクがマッチ

翡《ひ》翠《すい》なすの白和え風

2人分

材料

なす …… 2本
すりごま（白）…… 適量
【A】
絹ごし豆腐 …… 1/4丁
みそ …… 大さじ1/2
すりごま（白）…… 大さじ1

※おすすめ…オーガニック味噌
こだわってます

作り方

1 豆腐はキッチンペーパーで包んで耐熱ボウルに入れ、電子レンジで1分加熱し水気を切る。
2 なすは皮をむき、濡らしたキッチンペーパー、ラップの順で包む。電子レンジで3分加熱し粗熱が取れたら1cm幅に切る。
3 ボウルにAを入れ、泡立て器でなめらかになるまで混ぜ合わせる。
4 器になすを盛り、3をかけ、好みですりごまをふる。

コツ

なすは
皮をむいたあと
5分ほど水に浸けると
アクが抜けて
色よく仕上がる

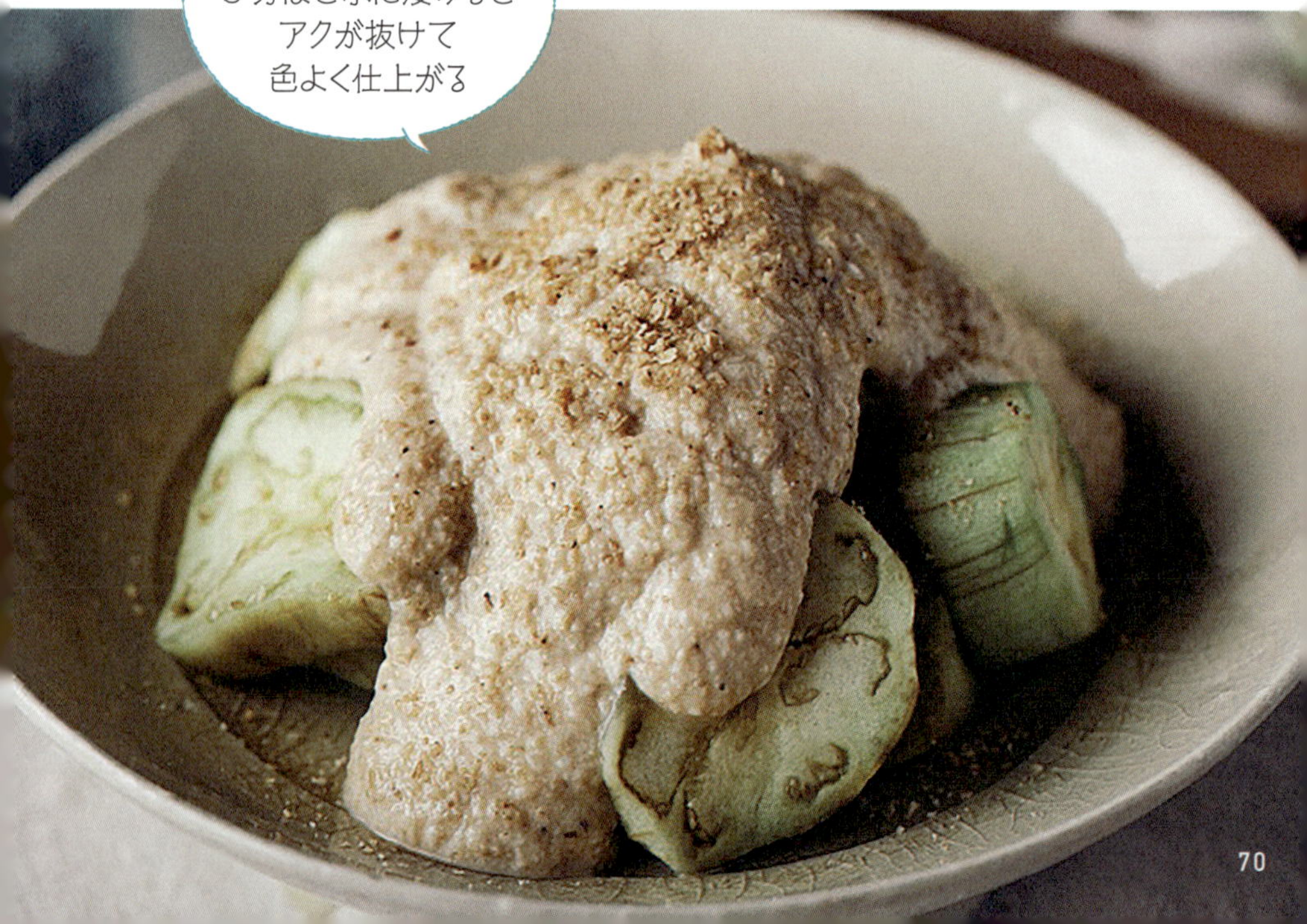

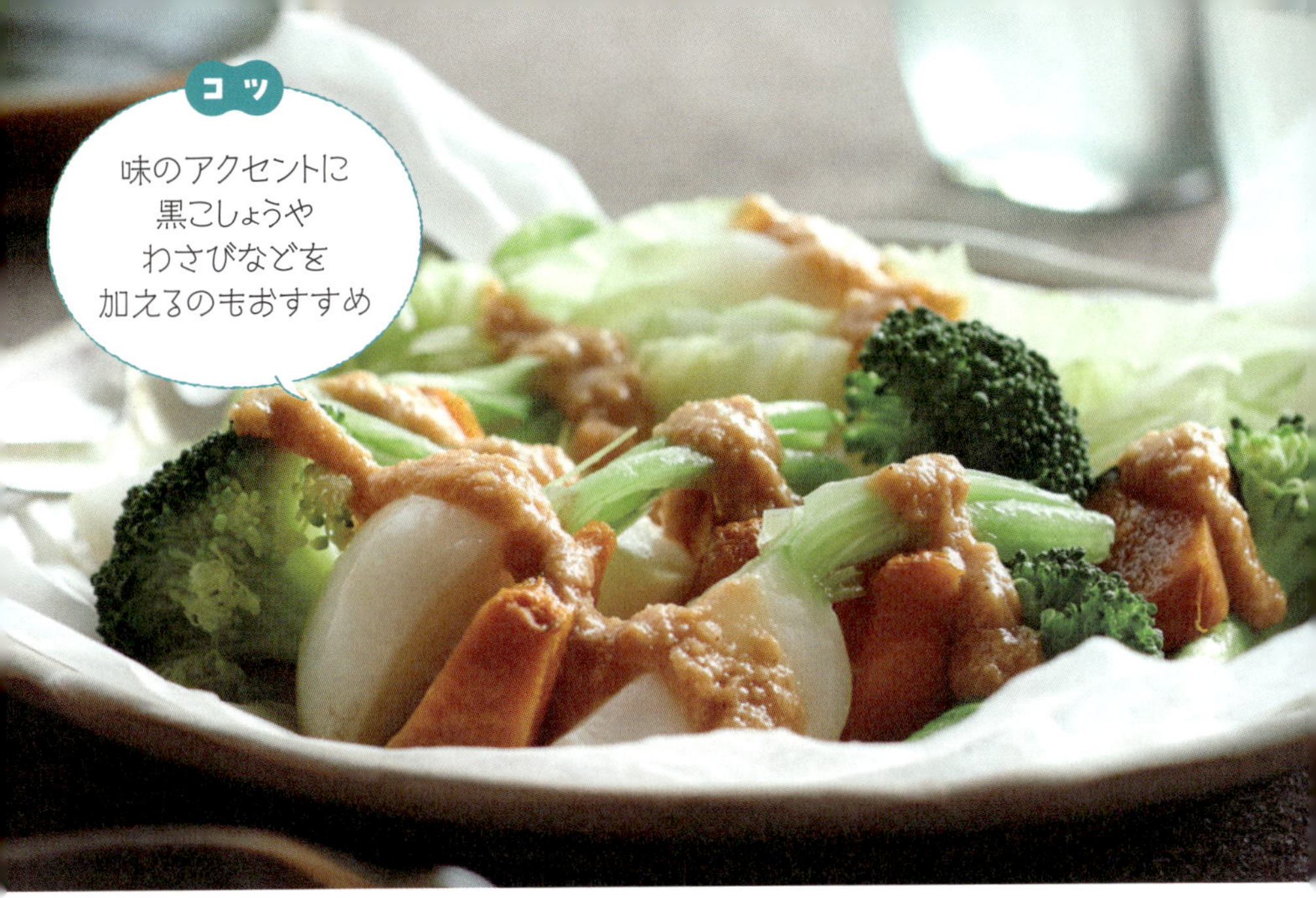
コツ
味のアクセントに
黒こしょうや
わさびなどを
加えるのもおすすめ

蒸し器いらずで手軽にできる！

みそソースのホットサラダ

2人分

材料

かぼちゃ（ひと口大に切る）…1/8個（60g）
かぶ（ひと口大に切る）…小2個
白菜（ひと口大に切る）…1/8個（120g）
ブロッコリー（小房に分ける）……1/4株
【ソース】
みそ……大さじ2
すりごま（白）……大さじ2
みりん……大さじ2
酢……大さじ1

※おすすめ…オーガニック味噌
こだわってます

作り方

1 みりんは電子レンジで1分加熱し、煮切る。【ソース】の材料をすべて混ぜ合わせる。
2 フライパンにクッキングシートを敷き、かぼちゃ、かぶ、白菜、ブロッコリーを並べる。フライパンとクッキングシートの間に水100ml（分量外）をそっと加え、ふたをして中火にかける。沸騰後、弱火で5分加熱する。
3 器にクッキングシートごと移し、ソースをかける。

みそ味のつけだれが新しい！

さつまいものみそチヂミ

2人分

材料

さつまいも……1/2本（100g）
長ねぎ……1本
ごま油……大さじ2

【A】
- 片栗粉……大さじ3
- 薄力粉……大さじ3
- 水……60g
- みそ……大さじ1

【つけだれ】
- みそ……大さじ2
- 酢……大さじ1
- 砂糖……小さじ1
- ごま油……大さじ1
- すりごま（白）……大さじ1

※おすすめ…国産素材
信州こうじみそ減塩

作り方

1. さつまいもはよく洗い皮ごと千切りにする。長ねぎは根元10cm分をみじん切りし、残りは青い部分まで斜め薄切りにする。
2. ボウルにみじん切りした長ねぎと【つけだれ】の材料を入れ、混ぜ合わせておく。
3. 別のボウルにAの材料を入れて混ぜ、さつまいもと斜め薄切りにした長ねぎを加え、混ぜ合わせる。
4. フライパンを中火にかけ、ごま油大さじ1を入れて3を流し入れ、丸く広げる。焼き色がつくまで3分焼いたら裏返し、さらに3分焼く。残りのごま油を鍋肌から流し入れ、ヘラなどでチヂミを押しながら両面カリカリになるまで焼く。
5. 適当な大きさに切って皿に盛り、2のつけだれにつけて食べる。

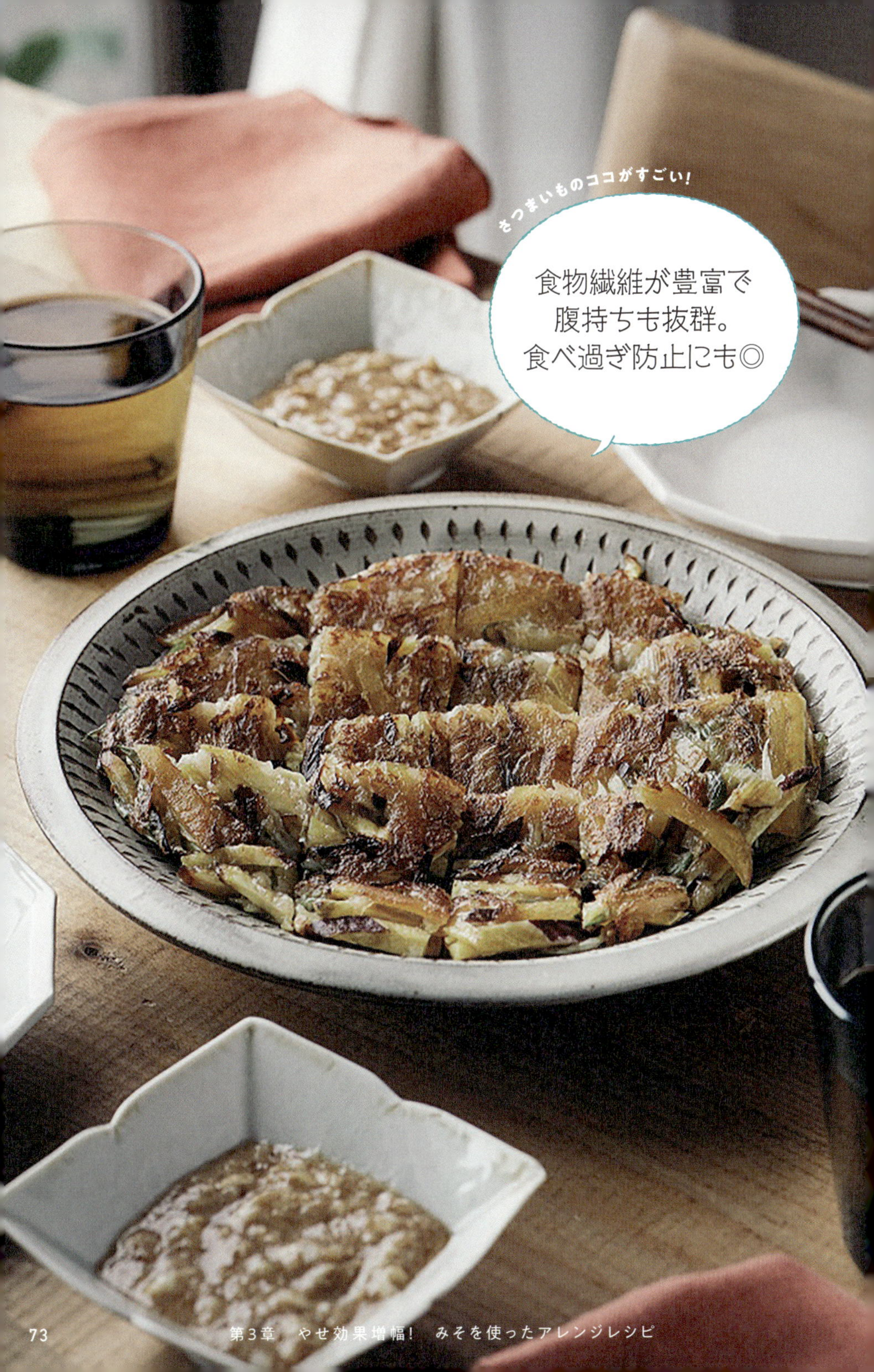
さつまいものココがすごい！
食物繊維が豊富で
腹持ちも抜群。
食べ過ぎ防止にも◎

さっぱりクリーミーで野菜が進む

ヨーグルトみそディップ

2人分

材料

きゅうり
（食べやすい長さに切る）……1本
【A】
ヨーグルト……75g（水切り前）
みそ……大さじ1
すりごま（白）……大さじ1
ごま油……小さじ1
レモン汁……大さじ1/2

※おすすめ…オーガニック味噌こだわってます

作り方

1 ヨーグルトはキッチンペーパーを広げたボウルの中で、10分ほど水切りする。
2 **A**をよく混ぜ合わせて小皿に盛り、きゅうりをつけて食べる。

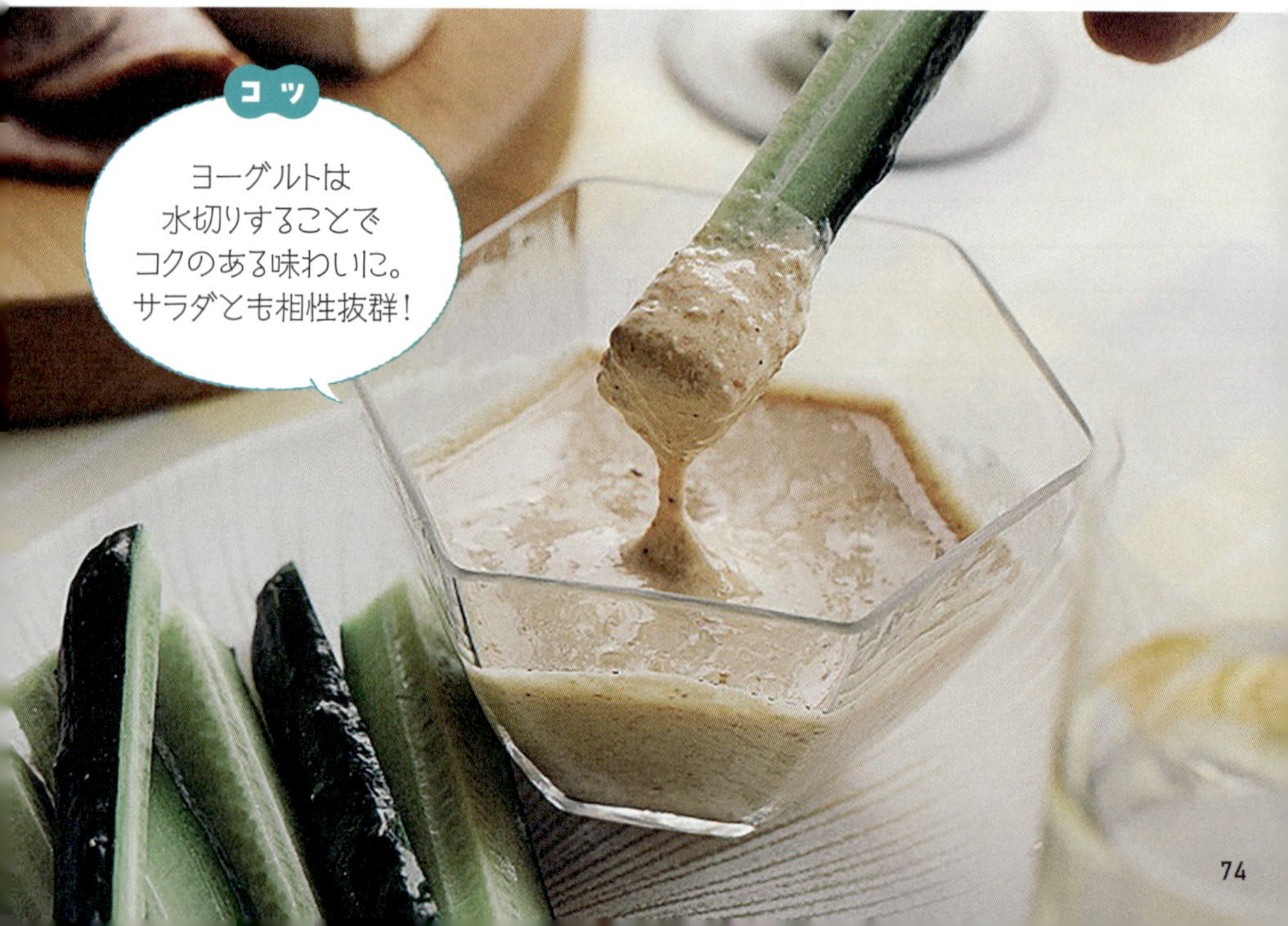
コツ
ヨーグルトは水切りすることでコクのある味わいに。サラダとも相性抜群！

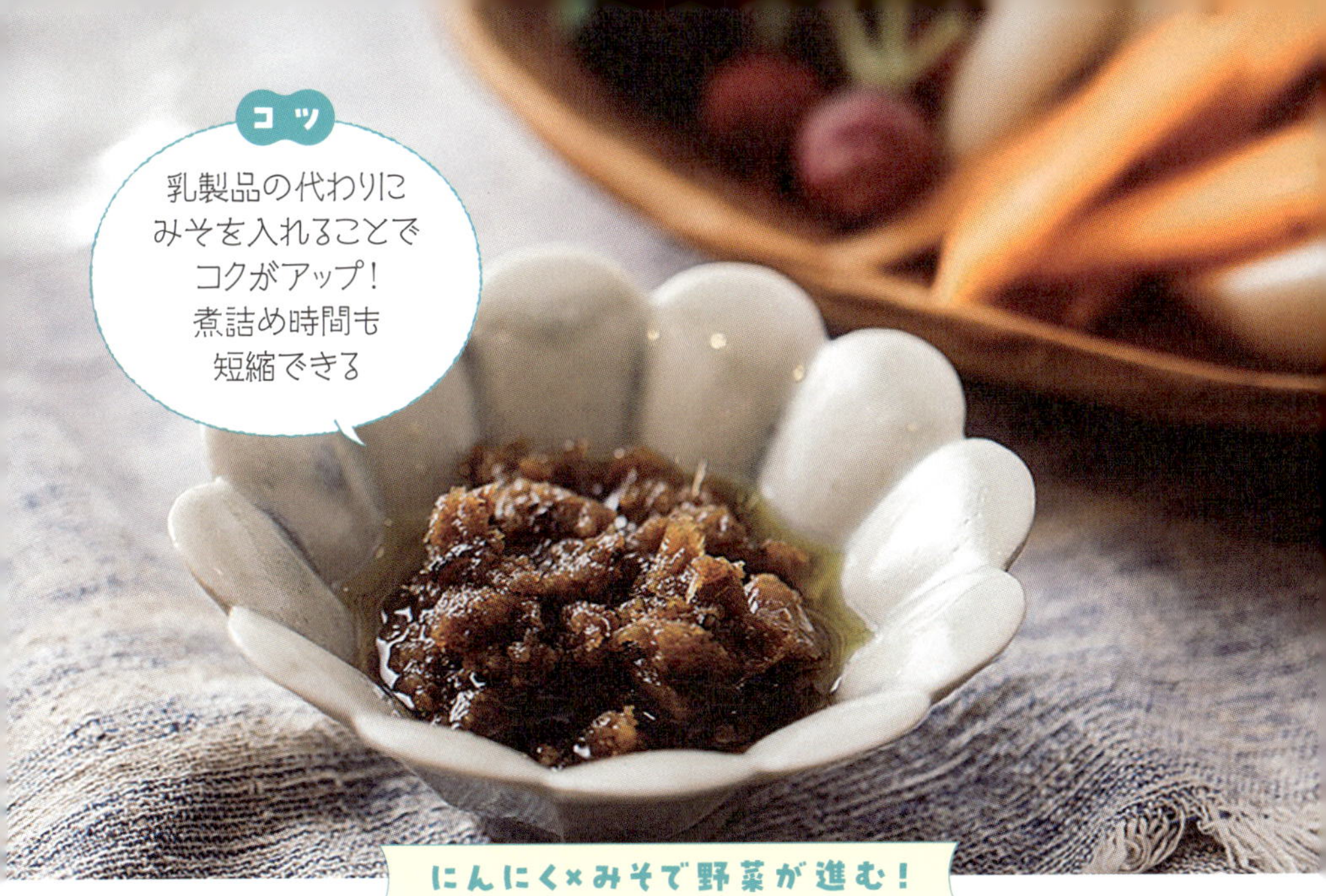
コツ
乳製品の代わりに
みそを入れることで
コクがアップ!
煮詰め時間も
短縮できる

にんにく×みそで野菜が進む!

みそバーニャカウダ

2人分

材料

にんにく	4片
アンチョビフィレ	5枚
オリーブオイル	大さじ3
みそ	大さじ1
こしょう	少々
好みの野菜(生もしくはボイル)	適量

※おすすめ…オーガニック味噌
こだわってます

作り方

1 にんにくは、皮つきのままトースターなどで10分焼く(皮は焦げてもOK)。粗熱が取れたら皮をむいて小鍋に入れ、アンチョビフィレを加え、ペースト状になるまでつぶす。

2 1にオリーブオイルを加えて混ぜ合わせ、弱火で温める。ふつふつと静かに沸騰してきたら3分加熱し、火を止めてみそとこしょうを加えて溶き混ぜる。

3 器に盛り、食べやすい大きさに切った野菜と一緒に食べる。

パワーチャージに！
みそ肉おかず

お腹がすいている日は、お肉を主役に使った
ボリューム満点のみそおかずで決まり！
お腹がしっかり満たされて、やせ効果も期待できます。

酢の入ったねぎみそソースでさっぱり！

白菜と豚バラ肉の重ね蒸し ねぎみそソースがけ

2人分

材料

白菜（ざく切り）…1/6個（400g）
豚バラ肉
（薄切り、5cm長さに切る）…250g
酒…大さじ1
【A】
小ねぎ
（小口切り）…1/3束（30g）
みそ…大さじ3
酢…大さじ2
砂糖…小さじ2

※おすすめ…円熟こうじみそ

作り方

1 Aは混ぜ合わせておく。
2 フライパンに白菜の軸部分（全体量の1/3量）をのせ、豚肉を1/3量ほど広げる。上に白菜の中央部分（1/3量）をのせ、豚肉1/3量を広げる。残りを同様にのせ、酒をふる。
3 ふたをして8分ほど中弱火にかける。白菜がくたっとして、豚肉に火が通ったら皿に取り出しAをかける。

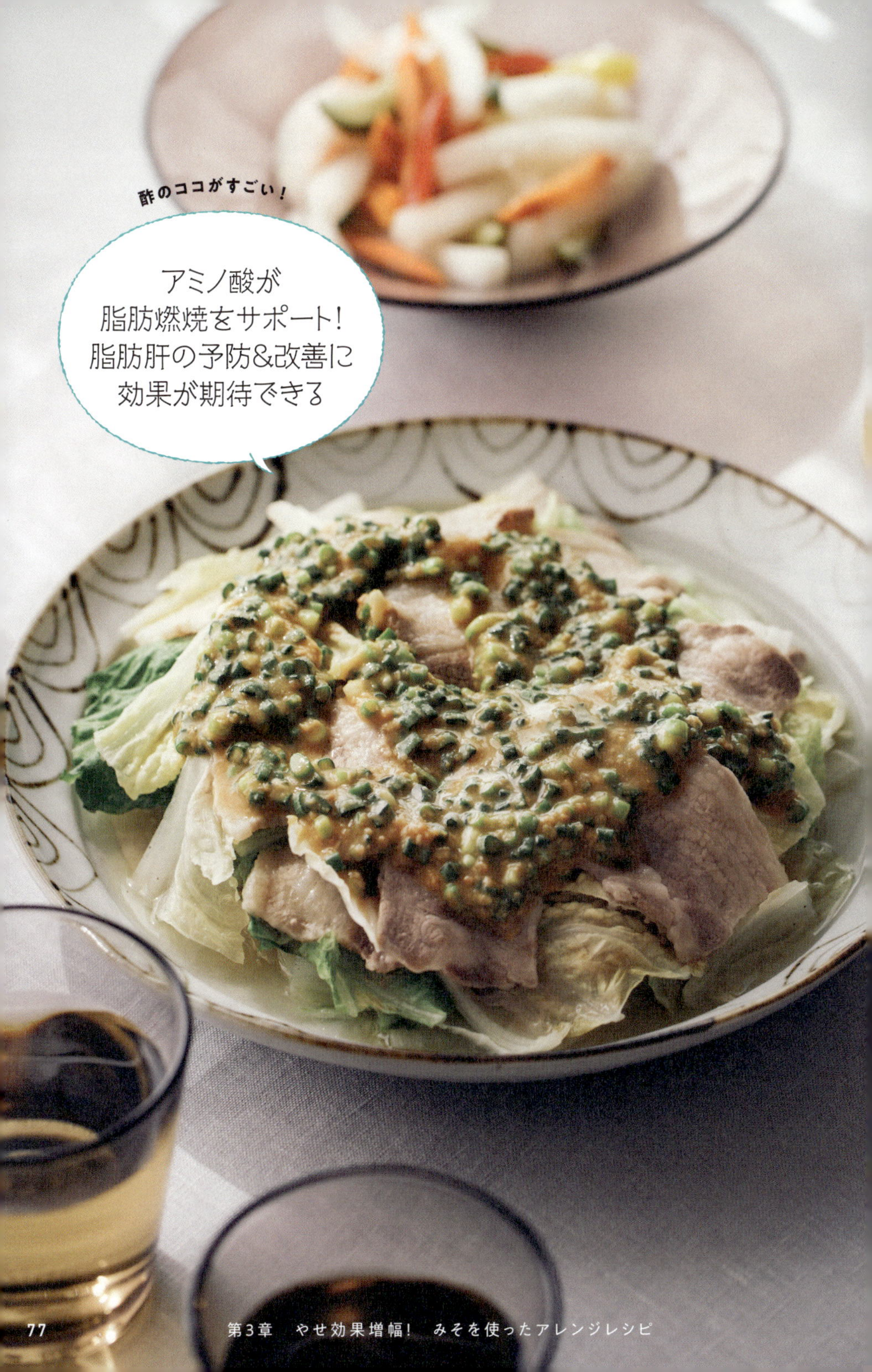

酢のココがすごい！

アミノ酸が
脂肪燃焼をサポート！
脂肪肝の予防&改善に
効果が期待できる

具材ゴロゴロで食べ応え満点！

みそのカムジャタン風鍋

2人分

材料

豚肩ブロック肉（1cm幅に切る）…300g
じゃがいも
（皮をむき半分に切り水にさらす）…大3個
白菜キムチ……50g
えのきだけ
（石づきを落とし小房に分ける）…1袋
長ねぎ
（斜め切り、青い部分はとっておく）…1本
みそ……大さじ2
すりごま……30g
粉唐辛子……適宜

【A】
にんにく（薄切り）……2片
生姜（薄切り）……1片
水……600ml
昆布……15cm
ごま油……大さじ2

※おすすめ…円熟こうじみそ

作り方

1 A、豚肉、じゃがいもを土鍋に入れ、沸騰後弱火で20分煮る。
2 みそを溶かし入れ、キムチ、えのき、長ねぎ（白い部分）を加える。火が通ったら、長ねぎ（青い部分）をのせ、すりごまと粉唐辛子をふる。

唐辛子のココがすごい！

辛み成分カプサイシンは代謝アップ＆脂肪燃焼効果が期待できる

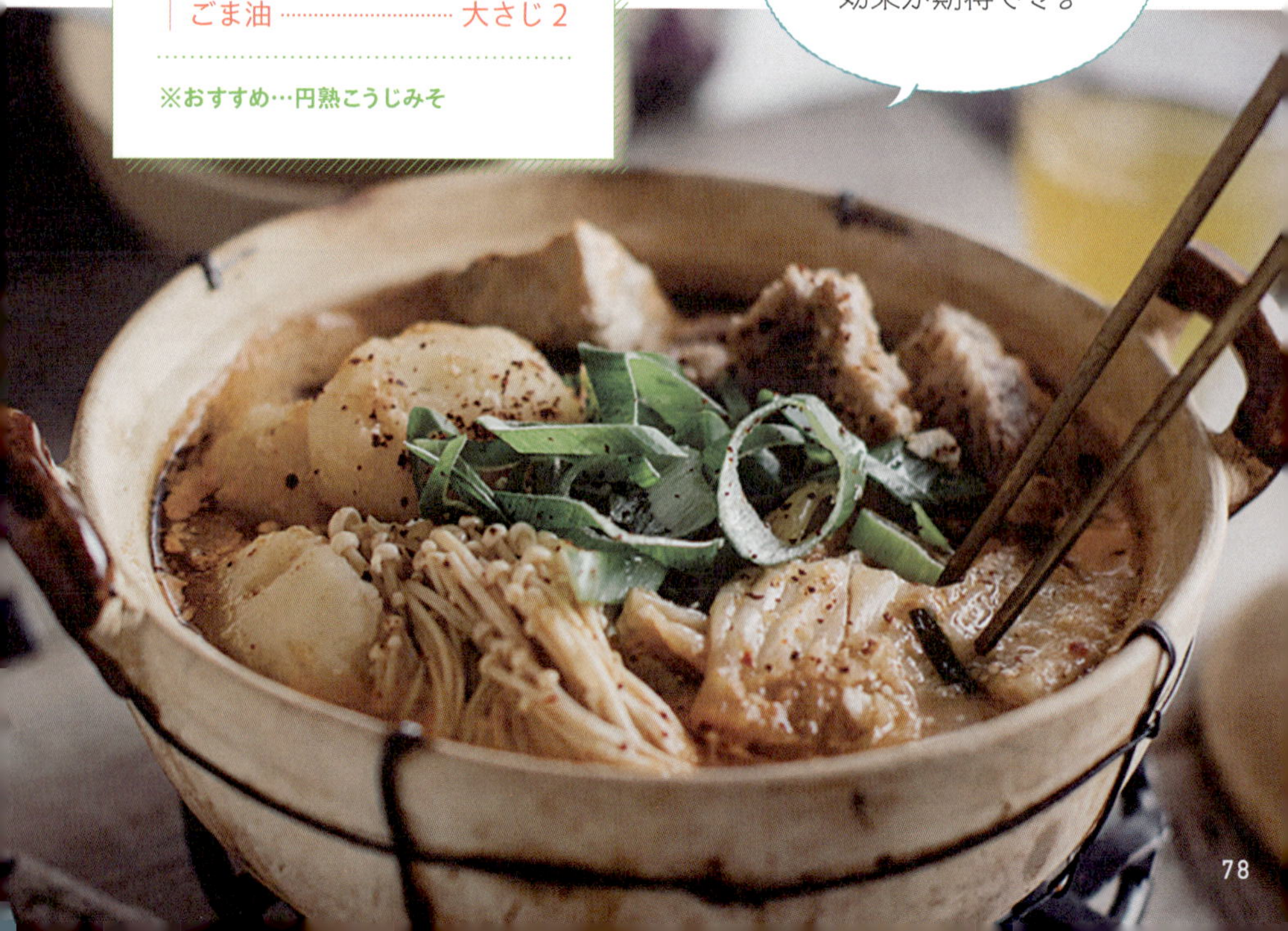

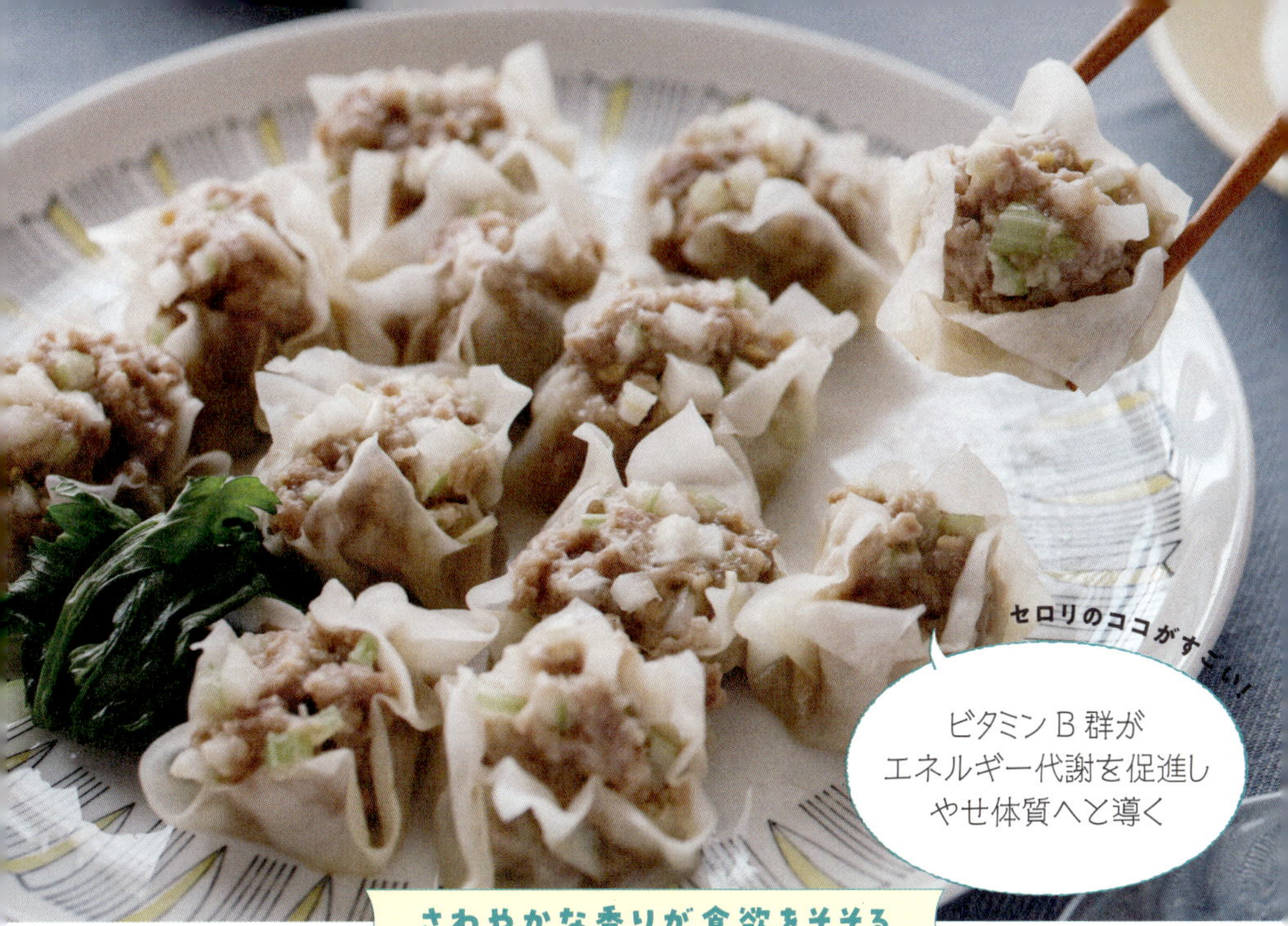
セロリのココがすごい！
ビタミンB群が
エネルギー代謝を促進し
やせ体質へと導く

さわやかな香りが食欲をそそる

セロリとみその豚シューマイ

2人分

材料

【A】
- 豚ひき肉……150g
- みそ……大さじ3

セロリ……1本
片栗粉……大さじ1

【B】
- ごま油……大さじ1/2
- 酒……大さじ1

シューマイの皮……15枚

※おすすめ…50%減塩味噌 塩分ハーフ

作り方

1. セロリの茎はみじん切りにし、片栗粉をまぶす。葉は残す。
2. ボウルにAを入れ、粘り気が出るまで練り、Bを加えて混ぜ、ボウルの片側に寄せる。
3. 2の空いたところにセロリの茎を入れ、寄せておいた肉と混ぜ合わせる。
4. シューマイの皮を手にのせ、3をのせて包む。耐熱皿にクッキングシートを敷きセロリの葉を広げ、シューマイを並べる。ふんわりとラップをし、電子レンジで4分10秒加熱する。

ヘルシーでお酒のお供にも最適

しっとりレンチン鶏ハム

2人分

材料

鶏むね肉 …… 1枚（300g）
長ねぎ
（斜め薄切り、青い部分はとっておく）‥1本
みそ …… 大さじ2
こしょう …… 少々
酒 …… 大さじ2
水 …… 200ml
ごま油 …… 大さじ1
【A】
ごま油 …… 大さじ1
塩 …… 小さじ1/4
こしょう …… 少々

※おすすめ…円熟こうじみそ

作り方

1 鶏肉はフォークで刺して両面に穴をあける。大きめの耐熱ボウルに入れ、みそとこしょうを加えてよくもみ込み、10分常温で置く。
2 鶏肉の皮目を上にして棒状に形成する。酒、水、ごま油、長ねぎの青い部分を入れ、ふんわりとラップをかけ、電子レンジで5分30秒加熱する。加熱後はそのまま粗熱を取る。
3 鶏肉を取り出し、1㎝厚のそぎ切りにして皿に盛り、長ねぎの白い部分をのせ、混ぜ合わせた**A**をかける。ボウルに残ったスープはスープ用の器によそう。

コツ

レンチン後に残った汁は鶏の旨みたっぷり。スープとしておいしくいただいて

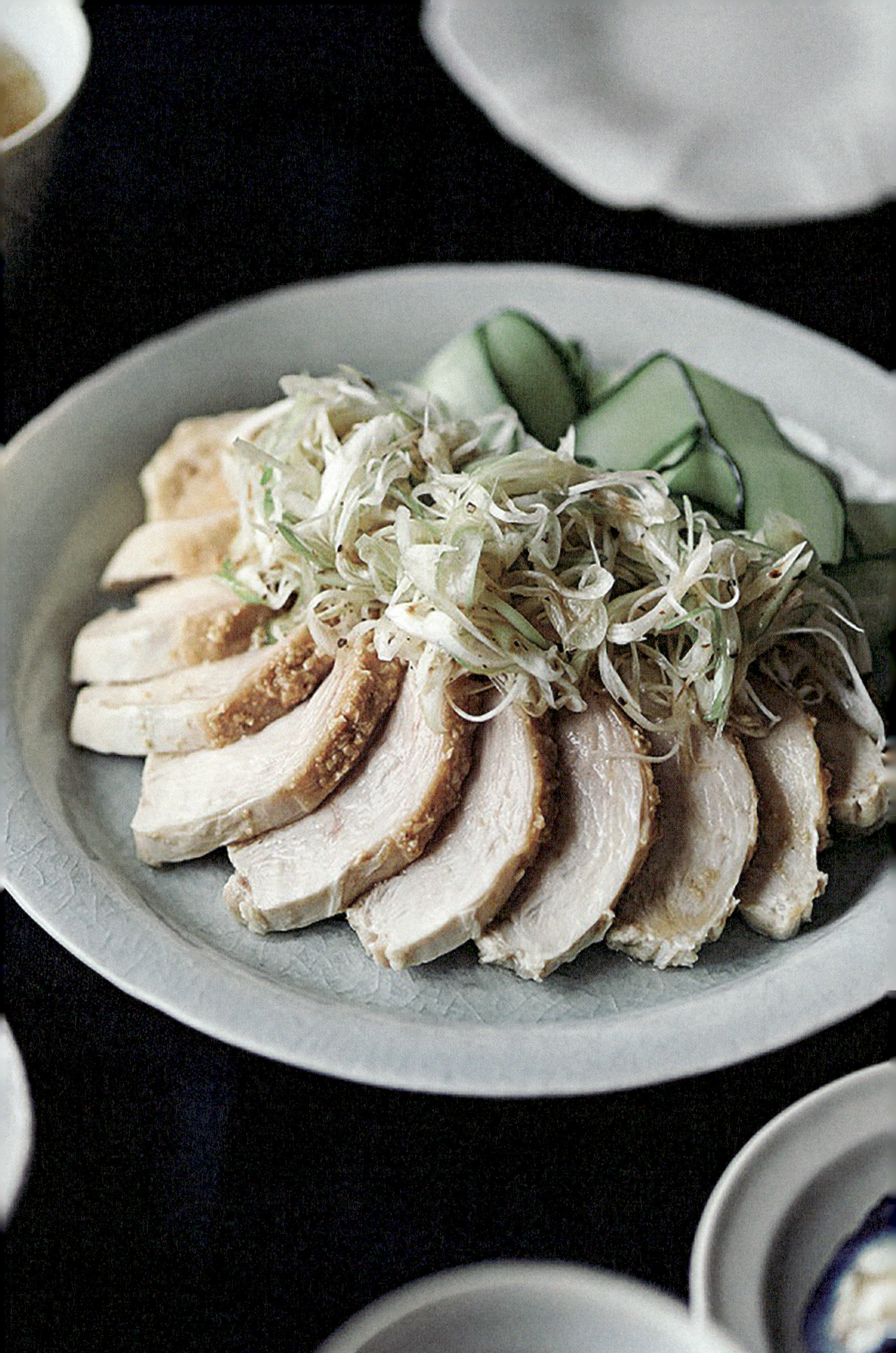

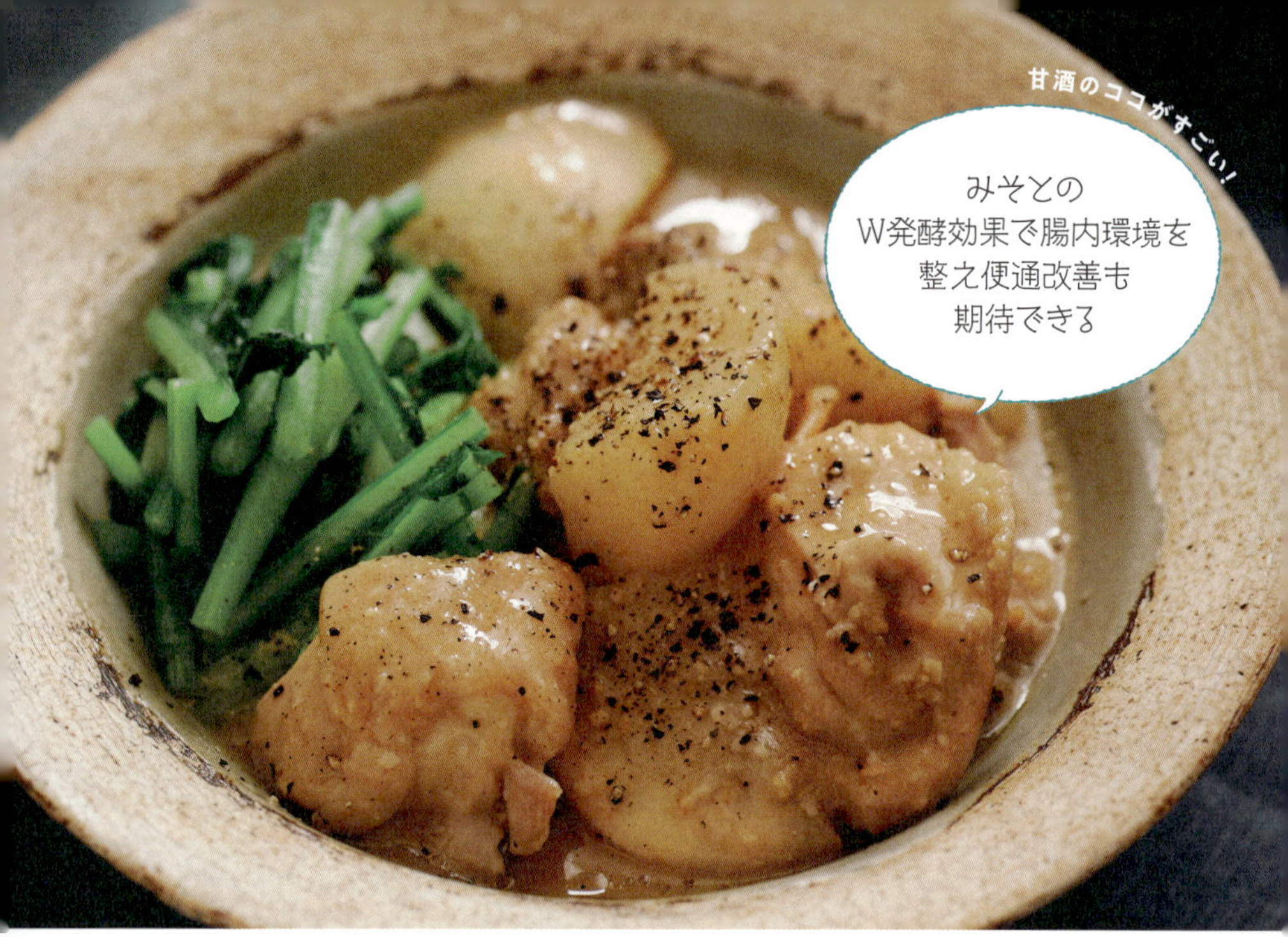
甘酒のココがすごい!
みそとの
W発酵効果で腸内環境を
整え便通改善も
期待できる

まろやかでやさしい味わい

鶏もも肉と野菜の甘酒みそ煮込み

2人分

材料

鶏もも肉(6等分する) ····1枚(250g)
かぶ
(大、皮ごと1/4に切る) ··· 2個
かぶの葉(5cm幅に切る) ··1個分
黒こしょう ································ 適量
【A】
甘酒 ······································ 250ml
みそ ····································· 大さじ3

※おすすめ…円熟こうじみそ
※おすすめの甘酒…朝のむあまざけ
(ひかり味噌)

作り方

1 鍋に鶏肉、かぶ、Aを加えて中火にかける。沸騰後も中火で15分間煮込み、仕上げにかぶの葉を加えてサッと火を通す。汁気が多い場合は具材をすべて取り出し、汁を軽く煮詰める。
2 皿に盛り、黒こしょうをたっぷりとふる。

具材の旨みが溶け出すやさしい味わい

みそきりたんぽ鍋

2人分

材料

鶏もも肉
(ひと口大に切る)…1枚(300g)
ごぼう(ささがき、水にさらす)‥1本(120g)
舞茸(小房に分ける)……1パック
せり(ざく切り)……1束
長ねぎ(斜め切り)……1本
水……500ml

【きりたんぽ】
温かいごはん……250g

【A】
みそ……大さじ2
酒……大さじ2
みりん……大さじ2
しょうゆ……大さじ1

※おすすめ…円熟こうじみそ

作り方

1 鍋に鶏肉と水を入れて火にかけ、沸騰後弱火で15分加熱し火を止める。
2 ごはんを厚手のポリ袋に入れ、7分づき程度にもみつぶす。フライパンに薄く広げ、上から押しつつ両面に焼き色がつくまで中火で焼く。取り出してひと口大に切る。
3 1に水を切ったごぼう、舞茸、長ねぎ、Aを加え、再度沸騰させる。ごぼうに火が通ったらせり、2のきりたんぽを加え、煮えたものから食べる。

ごぼうのココがすごい!

食物繊維含有量はトップクラス!血糖値の急上昇を抑える効果を期待できる

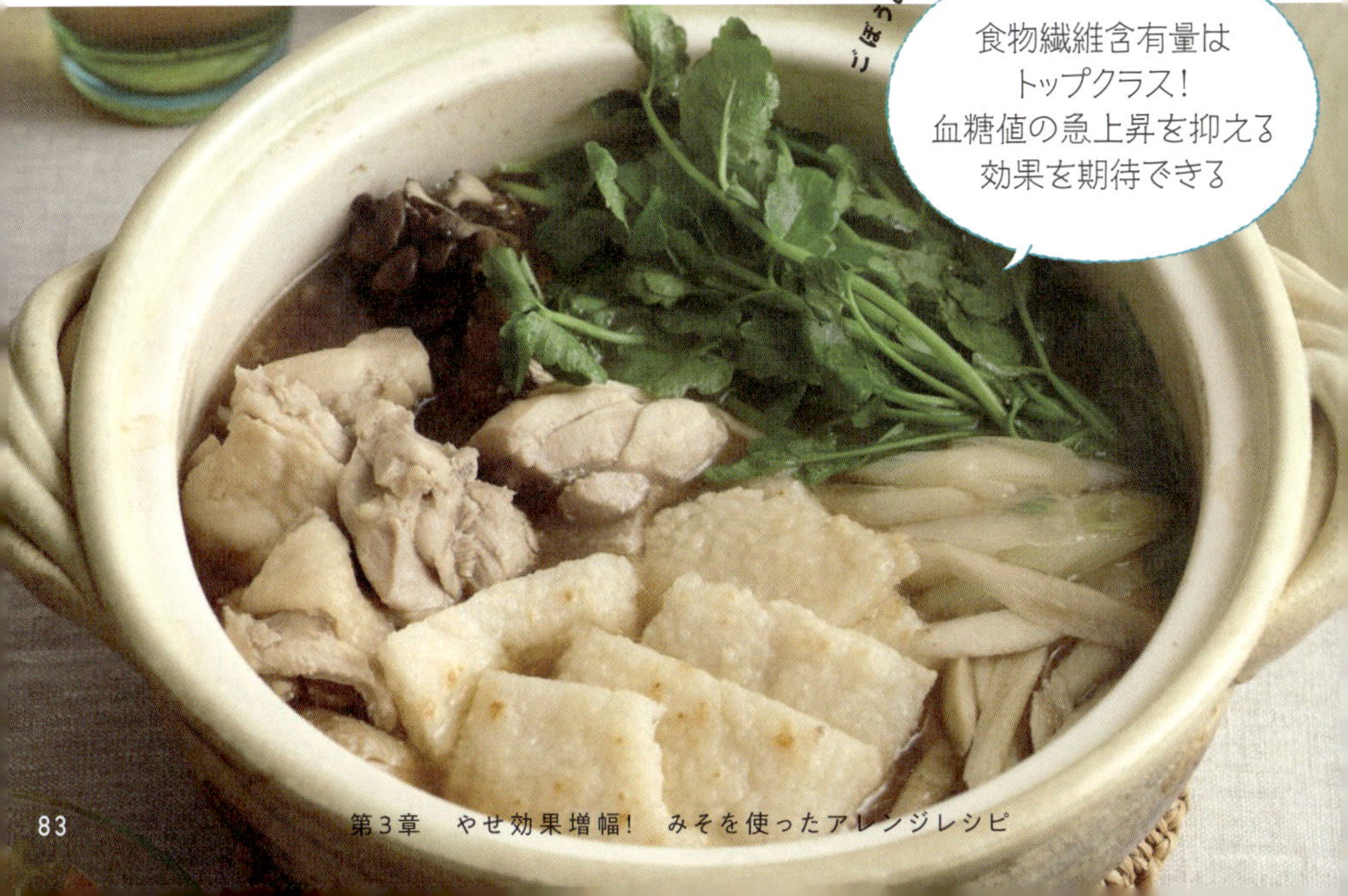

いい油をとりたい人に みそ魚おかず

「油=悪いもの」と思われがちですが、青魚などに
含まれる油はダイエットの強い味方！
魚の油を味方につけて、健康キレイを目指しましょう。

さっぱりサラダ感覚で召し上がれ

サバ缶とトマトの みそやっこ

2人分

材料

サバ水煮缶
(粗くほぐす、汁はとっておく)……1缶
トマト（2cm角に切る）…… 小1個
木綿豆腐
(水気を切り大きめにちぎる)‥1/2丁(150g)
貝割れ菜
(半分の長さに切る)‥1/2パック
みそ …………………… 大さじ1
オリーブオイル ………… 大さじ1/2
酢 …………………… 小さじ1
こしょう ………………… 適量

※おすすめ…CRAFT MISO 生糀

作り方

1 器に豆腐、貝割れ菜、サバ、トマトの順にのせる。
2 サバ缶の汁にみそを溶き酢を加え、1にかける。オリーブオイルを回しかけ、こしょうをふる。

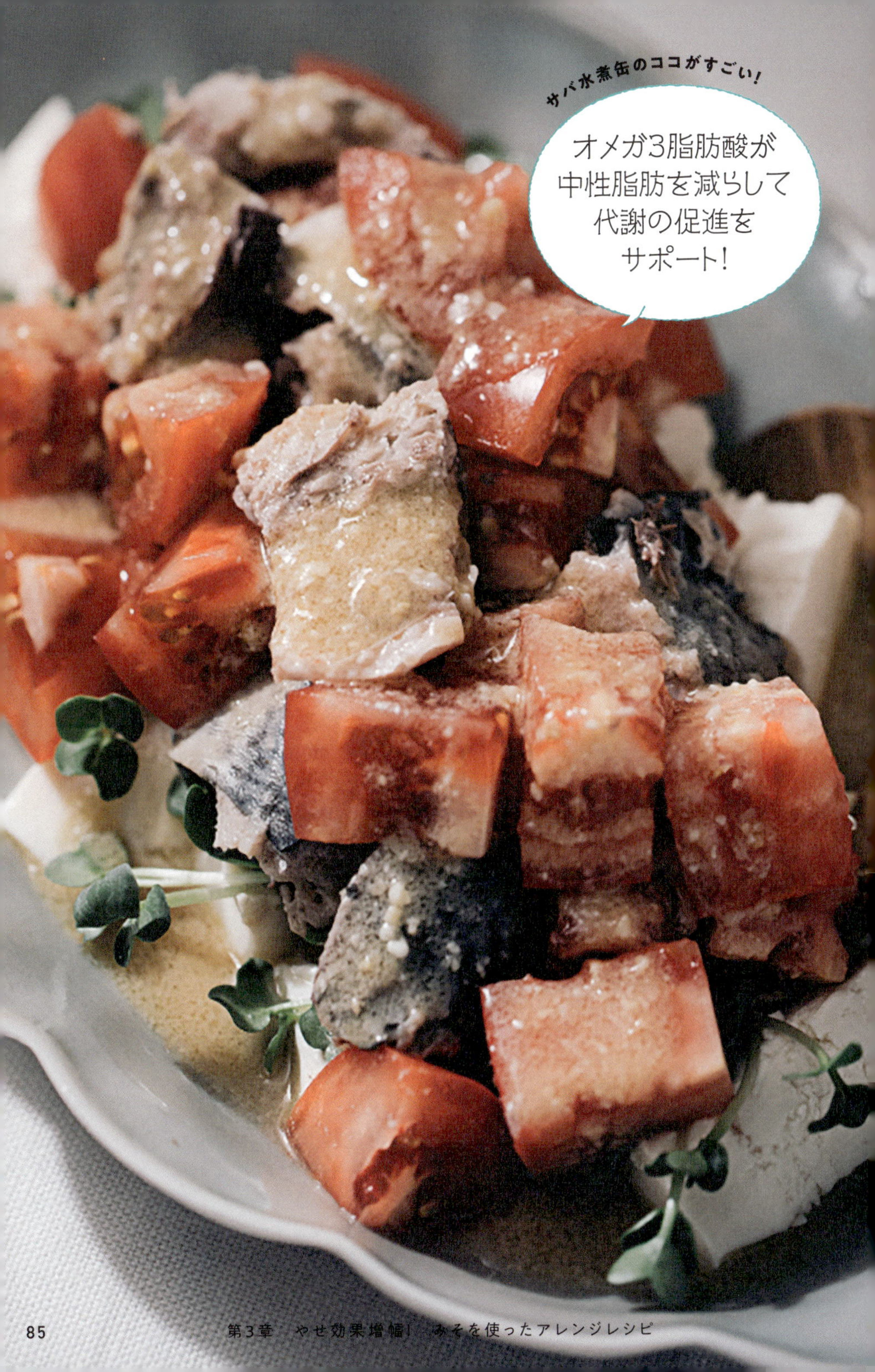
サバ水煮缶のココがすごい！
オメガ3脂肪酸が
中性脂肪を減らして
代謝の促進を
サポート！

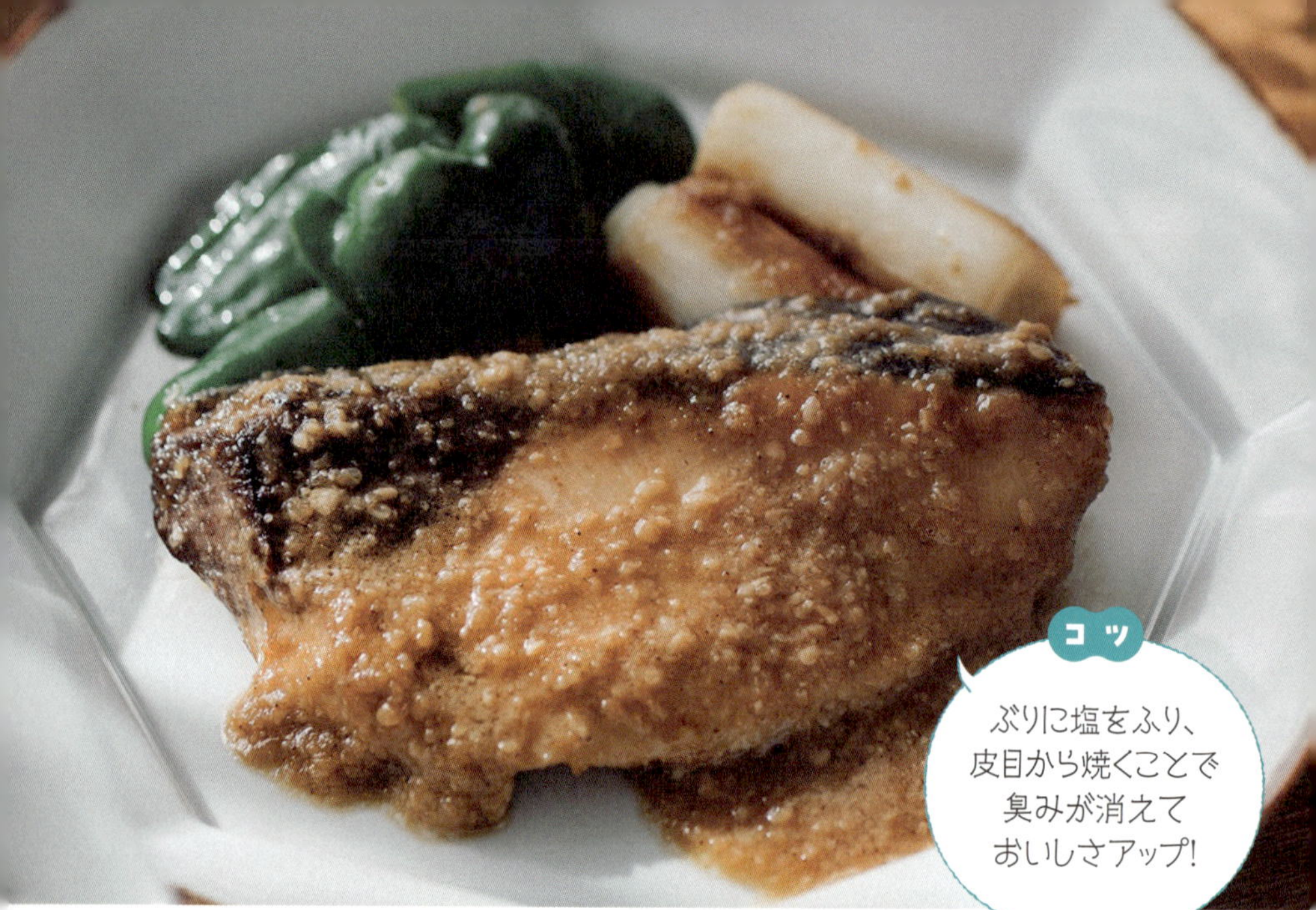

コツ

ぶりに塩をふり、
皮目から焼くことで
臭みが消えて
おいしさアップ!

香ばしいみそとすりごまの風味がマッチ

ぶりのみそ照り焼き

2人分

材料

ぶり(切り身) … 2切れ(1切れ 90g)
長ねぎ(4cm幅に切る) …… 1/2本
ピーマン(縦4つに切る) …… 2 個
サラダ油 …… 大さじ 1/2
【A】
みそ …… 大さじ1
みりん …… 大さじ 1
酒 …… 大さじ 2
すりごま …… 大さじ 1

※おすすめ…オーガニック味噌
こだわってます

作り方

1 ぶりは塩（分量外）をふって5分置き、余分に出た水分を拭き取る。Aは混ぜ合わせておく。
2 フライパンを中火にかけてサラダ油を入れ、ピーマンをサッと炒める。
3 長ねぎを加え、ぶりを長ねぎに立てかけて皮目を焼く。皮目がパリッとしたら、ぶりを平らにして身を2分、裏返して1分焼く。キッチンペーパーで油を拭き取り、Aを加えて絡めながら煮る。

こんがりとろとろの玉ねぎに舌鼓

ごろっと玉ねぎのみそ煮

2人分

材料

お好みの魚	2尾
玉ねぎ（小）	2個
すだち（半分に切る）	1個
サラダ油	大さじ1
【A】	
みそ	大さじ3
砂糖	大さじ2
みりん	大さじ3
水	200ml

※おすすめ…円熟こうじみそ

作り方

1 魚は適当な長さの筒切りにし、下処理後水気を拭き取る。
2 玉ねぎは皮をむき、芯をつけたまま半分に切る。ラップに包み電子レンジで3分加熱する。
3 フライパンを中火で熱し、サラダ油を入れる。魚と玉ねぎを入れ、魚の両面に焼き色をつける。魚から出た余分な油は拭き取る。
4 Aを加え、沸騰したら弱火で10分加熱する。途中、玉ねぎをひっくり返す。器に盛り、すだちを飾る。

玉ねぎのココがすごい！

ケルセチンが
脂肪の分解をサポート！
太りにくい体を作る

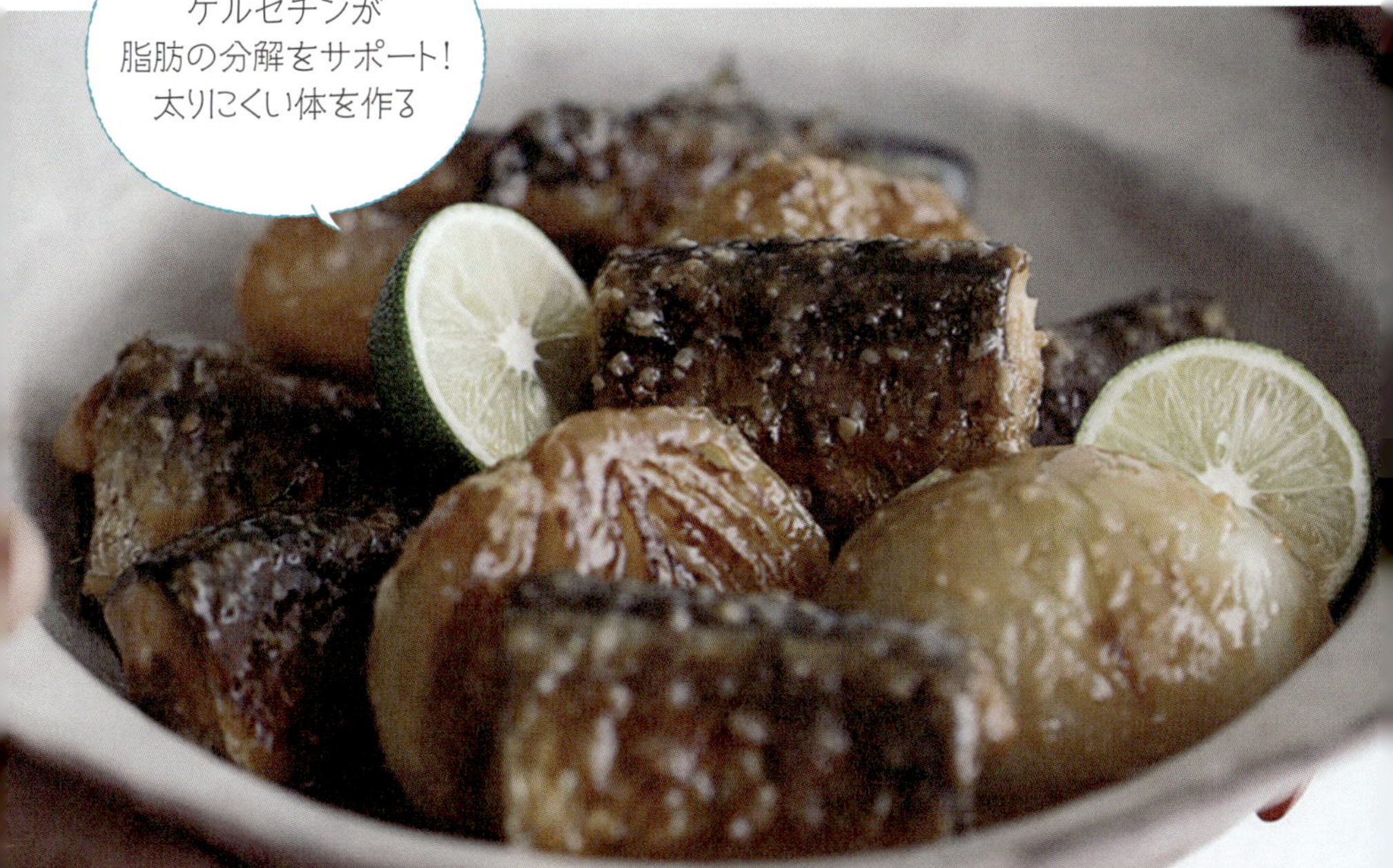

大葉とレモンでさっぱりさわやか

アジのレモンなめろう

2人分

材料

アジ……中2尾
長ねぎ（小口切り）……1/3本
生姜（粗みじん切り）……1片
大葉（千切り）……5枚
レモン
（果肉のみ薄いいちょう切り）…1/4個
みそ……大さじ1
みりん……大さじ1/2
大葉（飾り用）……2枚

※おすすめ…国産素材 信州こうじみそ

作り方

1 アジは3枚に下ろして皮をひき冷蔵庫でよく冷やしておく。
2 耐熱ボウルにみりんを入れ、電子レンジで25秒加熱する。みそを加え、練り混ぜる。
3 アジを細切りにし2を加えて包丁で底からすくうように混ぜる。長ねぎ、生姜、大葉を加えて同様に混ぜる。
4 レモンを加えて軽く混ぜ、大葉を敷いた皿に盛る。

コツ

アジはあえて叩かず
包丁で混ぜ合わせて。
適度な食感を残すことで
おいしさアップ!

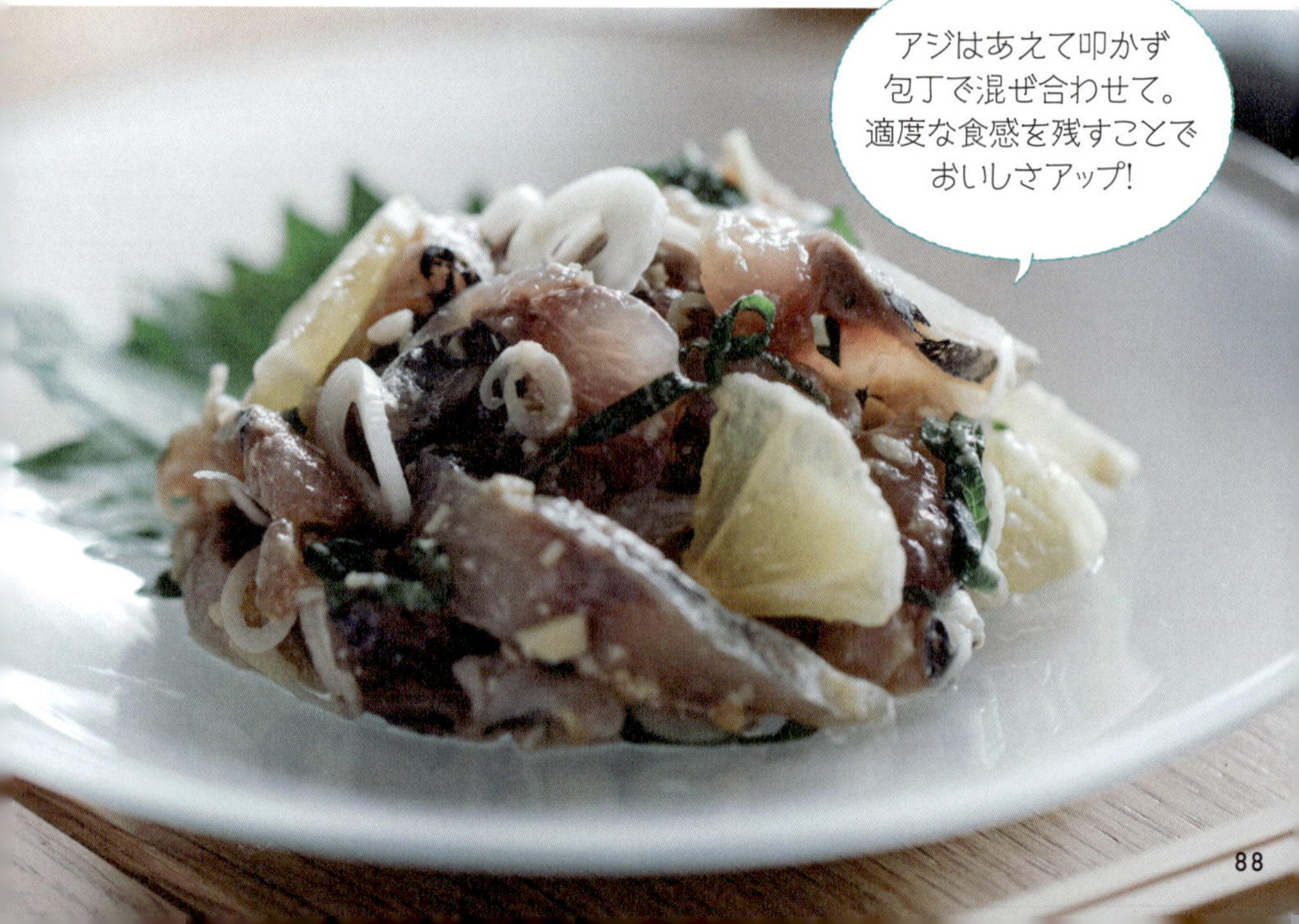

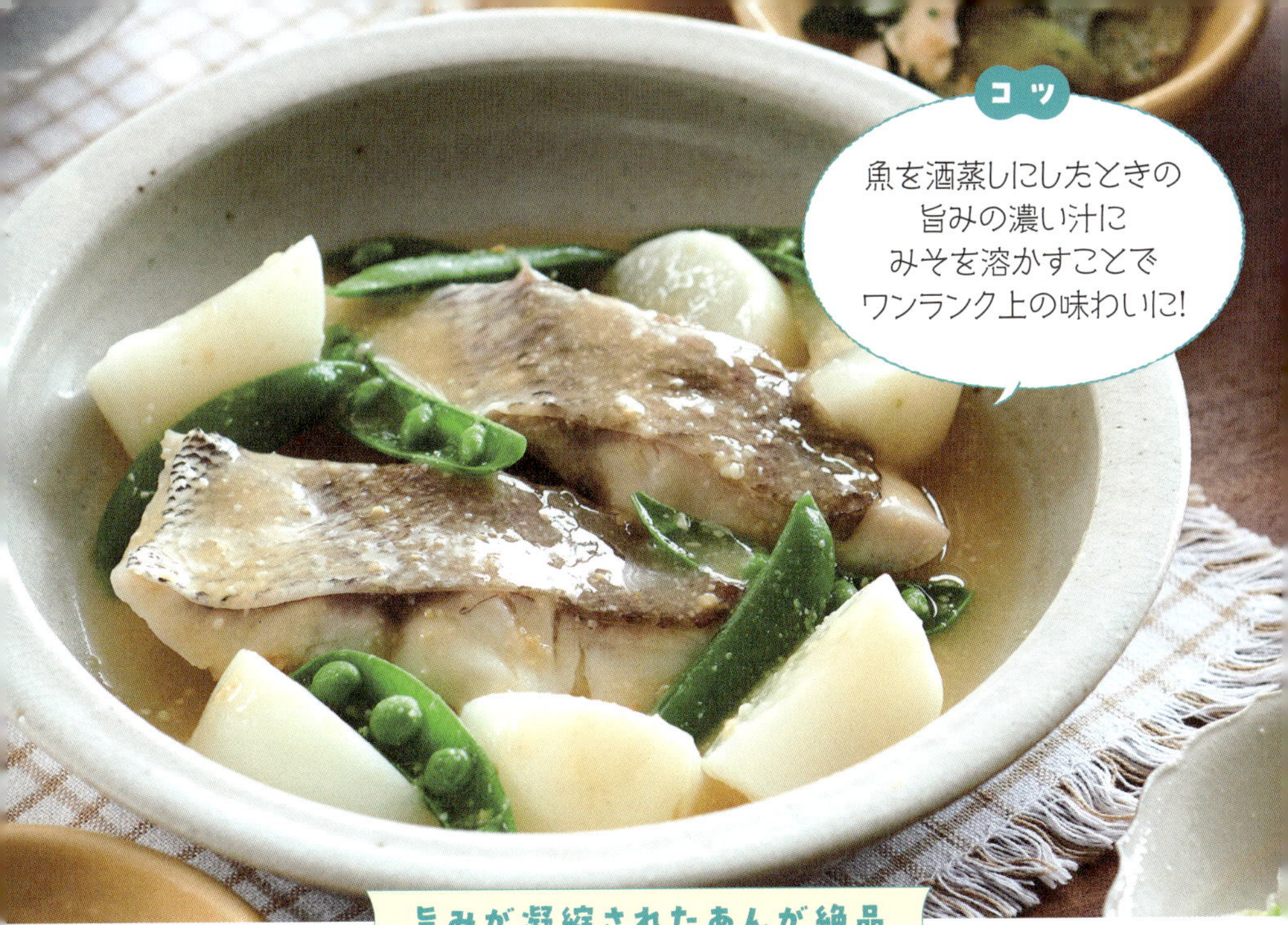

コツ

魚を酒蒸しにしたときの
旨みの濃い汁に
みそを溶かすことで
ワンランク上の味わいに!

旨みが凝縮されたあんが絶品

白身魚の酒蒸しみそあんかけ

2人分

材料

鯛(好みの白身魚)……2切れ
かぶ(皮ごと8等分)…1個(100g)
スナップエンドウ
(筋を取って半分に切る)……4本
みそ……大さじ1

【A】
酒……大さじ2
水……100ml
みりん……大さじ1

【B】
水……大さじ1
片栗粉……小さじ1

※おすすめ…CRAFT MISO 生糀

作り方

1 鯛は塩と酒少々(分量外)をふって10分ほど置いて水気を拭き取る。Bを溶いておく。
2 フライパンにAを入れ煮立たせ、鯛とかぶを並べてふたをし中弱火で6分煮る。4分たったところでスナップエンドウを加える。
3 火を止めて鯛とかぶを器に取り出す。Bをフライパンに加えて混ぜ、再度加熱してとろみがついたら、みそを溶き混ぜて鯛の上にかける。

ひと皿で完結！
みそごはん

忙しい日は、ごはんとおかずがセットになった
ワンプレートごはんが大活躍！ パパッと作れて
肝臓太りもしっかり予防してくれます。

薬味たっぷりで体がぽかぽか温まる

たっぷり薬味のあさり粥

2人分

材料

- あさり（砂抜き後、こすり洗い）…300g
- 酒…100ml
- 生姜（みじん切り）…1片
- 米…150g
- ごま油…大さじ1
- 水…1000ml
- みそ…大さじ1

【トッピング】

- 長ねぎ（薄い小口切り）…15㎝
- 生姜（千切り）…1片
- みょうが（薄い小口切り）…1個
- 大葉（千切り）…6枚

※おすすめ…麹の花オーガニック麦味噌

作り方

1. 鍋に生姜とごま油を入れて弱火にかけ、香りが立ったらあさりと酒を加え、ふたをして強火にする。フライパンを揺すりつつ1分ほどたったらふたを開け、開いたあさりから取り出す。
2. 1に米と水を加えて中火にかけ、沸騰したら弱火にし、40分ほど煮る。水分が足りなくなったら適宜水を足す。
3. あさりは殻から外し、殻に残った汁は鍋に戻す。完成間際にみそを溶き入れて器に盛り、あさりとトッピングをのせる。

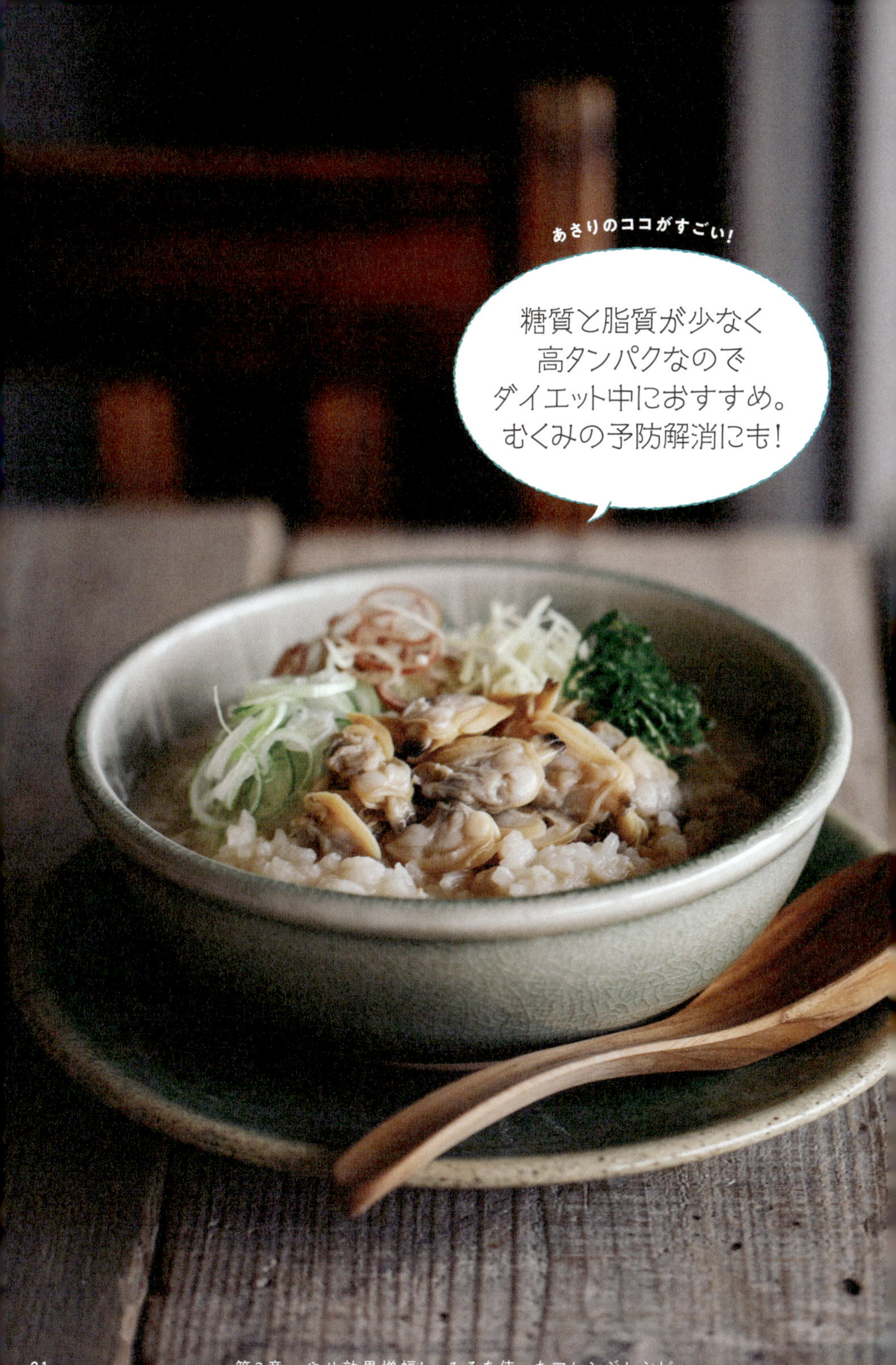
あさりのココがすごい！
糖質と脂質が少なく
高タンパクなので
ダイエット中におすすめ。
むくみの予防解消にも！

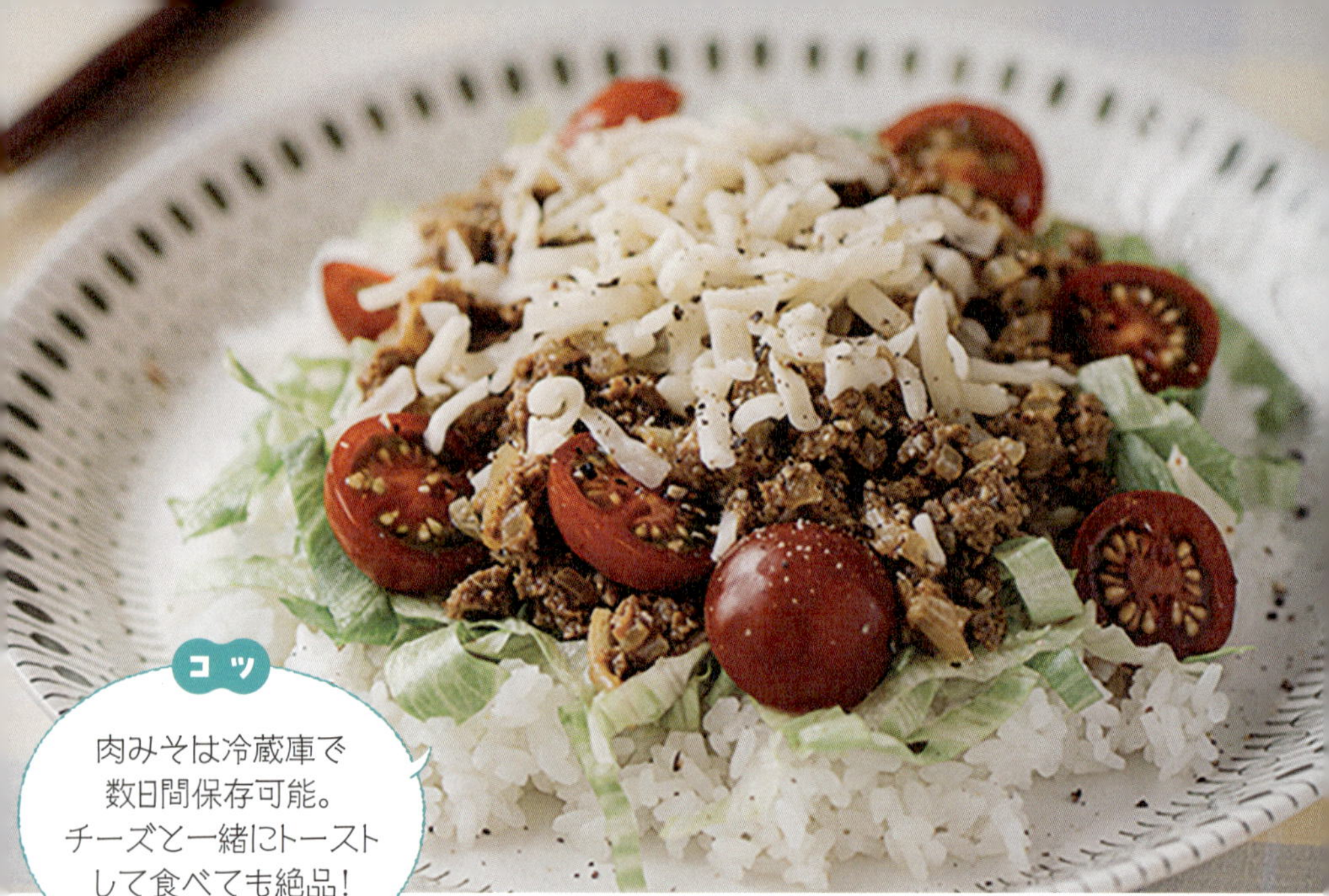

コツ

肉みそは冷蔵庫で
数日間保存可能。
チーズと一緒にトースト
して食べても絶品!

レンジでパパッと! 一品で栄養満点

みそタコライス

2人分

材料

みそ……大さじ2
レタス(千切り)……2枚
ミニトマト(半分に切る)……8個
ピザチーズ……40g
ごはん……茶碗2杯分
【A】
合い挽き肉……150g
玉ねぎ
(みじん切り)…1/2個(120g)
にんにく(みじん切り)……1片
カレー粉……大さじ1
トマトケチャップ……大さじ1
ウスターソース……大さじ1

※おすすめ…CRAFT MISO 生糀

作り方

1 耐熱ボウルにAを入れて混ぜ合わせ、ラップをして電子レンジで5分加熱し、みそを加えて混ぜ合わせる。
2 器にごはんを盛り、レタス、1、ミニトマト、チーズの順にのせる。

みその香ばしい香りが食欲をそそる

たっぷりねぎとしらすの香ばしみそチャーハン

2人分

材料

ごはん	300g
卵	2個
しらす	60g
長ねぎ（粗みじん切り）	1本（100g）
かつお節	適量
サラダ油	大さじ2
【A】	
みそ	大さじ2
酒	大さじ1
梅干し	大2個

※おすすめ…国産素材 信州こうじみそ

作り方

1 ボウルに、ごはんとサラダ油大さじ1/2を加え、絡めながらほぐす。別のボウルにAを入れ、梅をつぶしながら混ぜ合わせておく。卵は溶きほぐす。

2 フライパンを強火にかけ、残りのサラダ油を入れてよく温め、長ねぎを加えサッと炒める。

3 2に卵、ごはんの順で加え、ヘラでほぐすように炒める。

4 しらすとAを加え、さらに炒める。全体がなじんだら、サッとフライパンをあおってから、器に盛り、かつお節をのせる。

コツ

炒める前に材料をフライパンの近くに準備し強火で手早く炒めるとパラッとした仕上がりに！

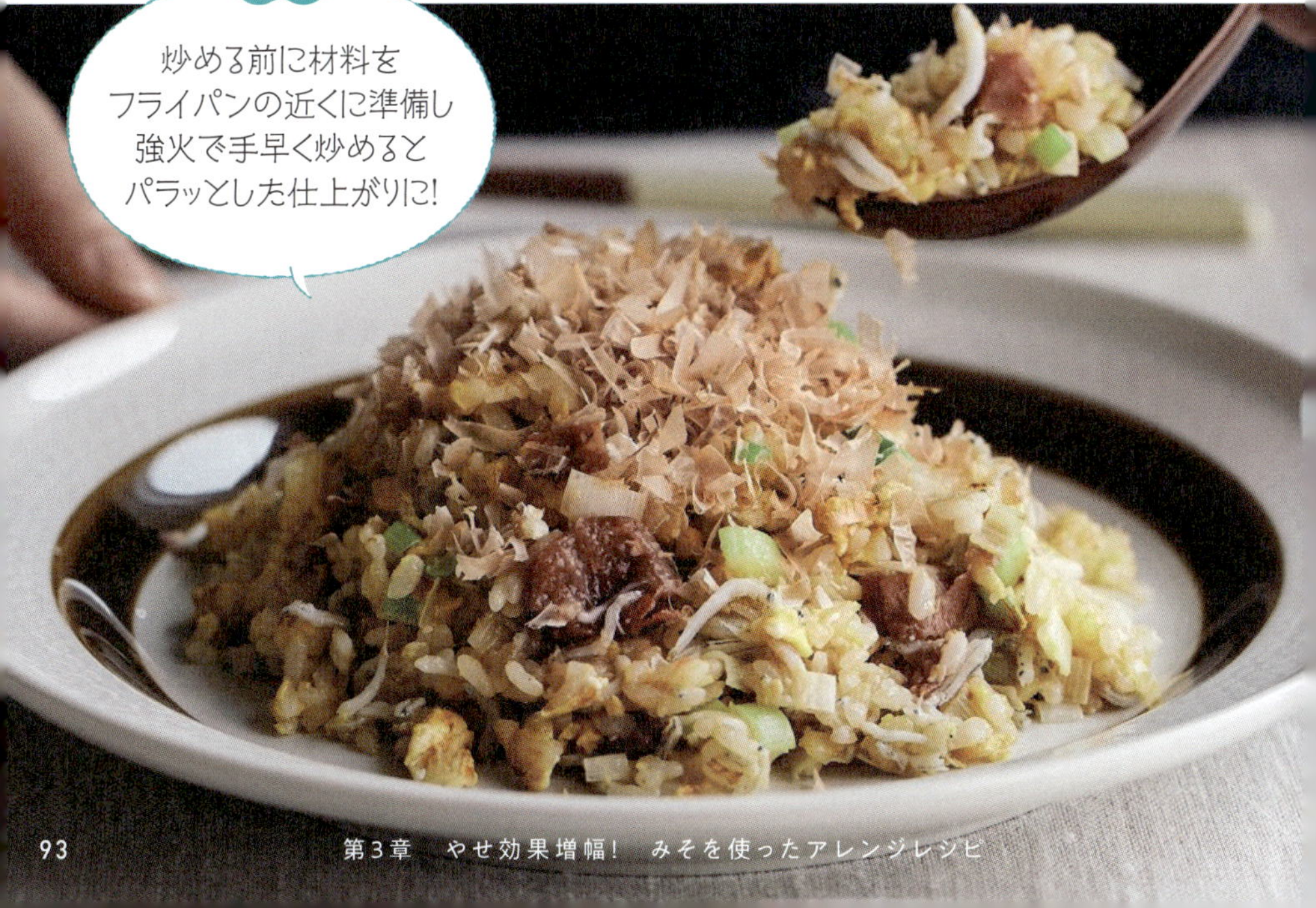

シャキシャキの豆苗がアクセント

冷やしごまみそうどん

1人分

材料

冷凍うどん……1玉
豆苗（2〜3等分にする）……1/4株
無調整豆乳……200ml
ラー油……適量
すりごま（白）……適宜
【A】
みそ……大さじ1
練りごま……大さじ1と1/2(25g)
酢……小さじ1

※おすすめ…オーガニック味噌
こだわってます

作り方

1 冷凍うどんはパッケージの表記通りに戻し、水でしめてよく水分を切る。
2 器にAを入れてよく混ぜ、豆乳を少しずつ溶き加えながら混ぜ合わせる。
3 2にうどんを入れてなじませたら豆苗をのせ、ラー油とすりごまをふりかける。

豆乳のココがすごい！

豆乳の
「大豆サポニン」が
脂肪や糖質の吸収を抑えて
食べ過ぎ防止効果を
期待できる。
腸内環境改善にも！

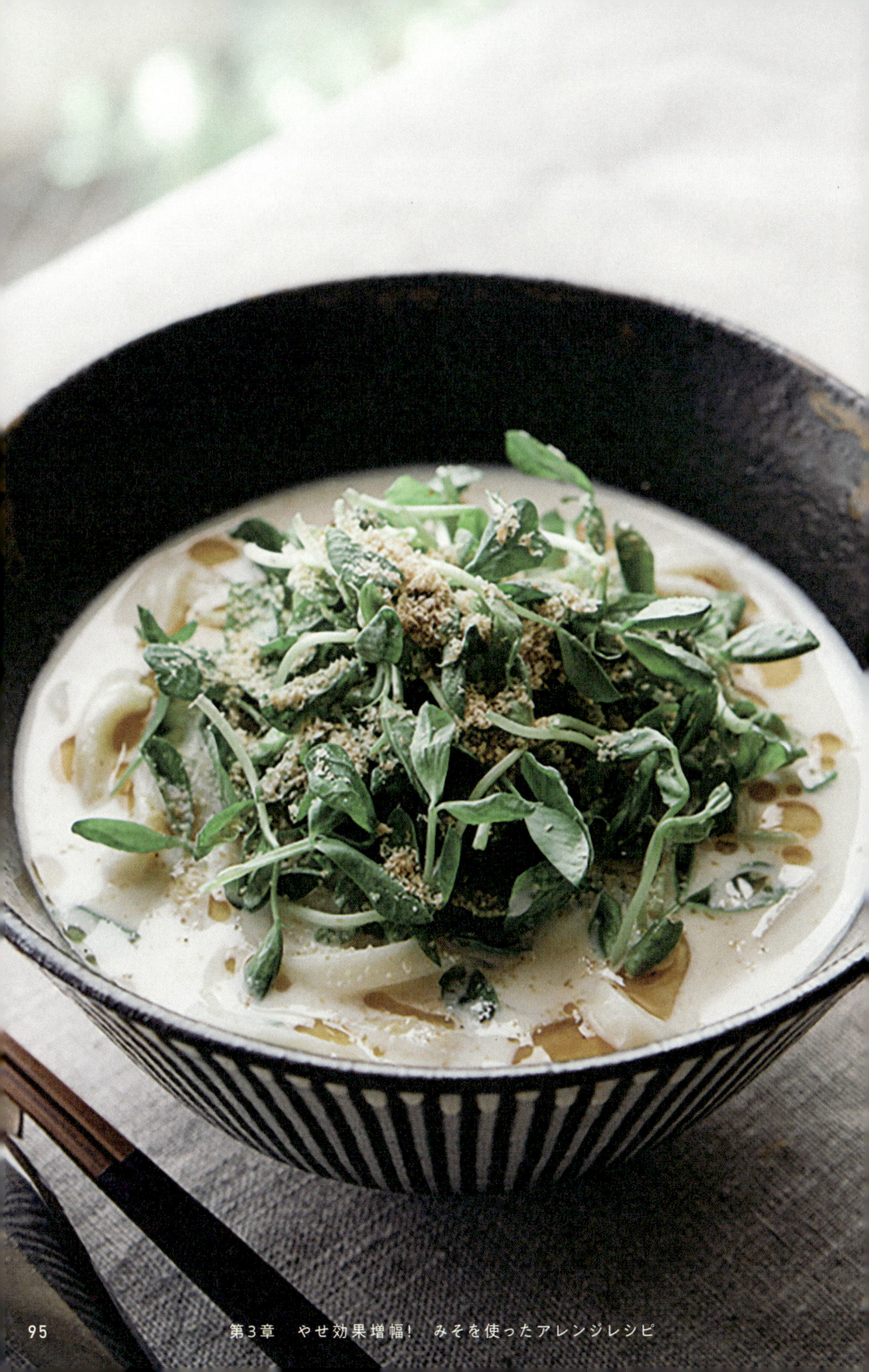

COLUMN

2

主食は
玄米・雑穀米がおすすめ

本書では、毎日1～2杯のみそ汁を飲むことをおすすめしていますが、みそ汁以外にどんな料理を食べればよいか、悩まれる人もいるかもしれません。しかし、まずはみそ汁を毎朝飲むことだけを心がければ、ほかの食事はいつも通りでかまいません。もちろん、昔ながらの一汁三菜を目標に、バランスよくさまざまな食材を使った料理を食べることが理想的ですが、何事も頑張り過ぎは禁物。ストイックに頑張って三日坊主になるよりは、できることから毎日コツコツ続けるほうが、ダイエットは成功します。

みそ汁生活に慣れて余裕ができたら、毎日の主食を食物繊維が豊富な玄米や雑穀米にシフトしてみましょう。みそ汁に含まれる食物繊維とのW効果で、よりやせやすくなります。食パンなどの小麦に含まれるグルテンは、腸で炎症を引き起こし、腸内環境を乱す原因になるので、無理のない範囲で控えるとよいでしょう。

第4章

LIVER DIET

肝臓太りを解消するコツは余計なものを摂らないこと

MISO SOUP

水分は「水・お茶」で取る。コーヒーはブラックに！

甘いジュースはもちろん、スポーツドリンクや乳酸飲料などの清涼飲料水にも、砂糖がたっぷりと使われているのをご存じでしょうか？　飲み物は太りにくいイメージがありますが、**液体は固形の食べ物よりも吸収率が高いため、脂肪として蓄積されやすく、食べ物以上に注意が必要です。**

特にダイエット中に気をつけたいのが、「市販の野菜ジュース」と「カロリーゼロの炭酸飲料」です。市販の野菜ジュースは、味を整えるために砂糖が添加されていたり、フルーツを混ぜていたりする場合が多いので、毎日飲んでいるとあっという間に糖質オーバーになってしまいます。また、甘いジュースの代用としてカロリーゼロの炭酸飲料を飲む人がいますが、こちらも危険！　こうした飲料は人工甘味料や添加物が含まれているものが多く、これらを解毒するのは肝臓の仕事です。これまでお伝えした通り、「解毒」のために肝臓を酷使することになり、「代謝」が落ちて太りやすくなってしまうのです。さらに、人工甘味料は脳で甘みを感じるようになっているため、食欲が増しやすいという側面があります。加えて、腸内環境を乱すリスクも指摘されているので、できるだけ控えたほうがいいでしょう。

脂肪肝を予防し、肝臓の健康を守るためにも、水分補給は糖質や添加物の含まれていない、水かお茶を心がけましょう。特に、**緑茶に含まれるポリフェノールの一種であるカテキンには、糖の吸収をゆるやかにして脂肪の燃焼を促す働きがあります。**また、ビタミンCやβ－カロテンといった強い抗酸化力を持つビタミンも豊富に含まれており、これらが肝細胞の酸化を防ぎ、肝臓の健康を守ってくれます。

また、コーヒーに含まれるクロロゲン酸は、肝臓に運ばれた糖質や脂質を燃焼させるためのミトコンドリアの働きを活発にして、代謝を促進してくれる効果が期待できます。ただし、コーヒーは飲み過ぎると胃に負担をかけ、睡眠の質を下げます。飲む際は、できるだけ砂糖を控え、無糖か少量のミルクを入れて飲むといいでしょう。

フルーツは1日1種類にして ビタミン・ミネラルを味方にする

フルーツは、ビタミンやミネラルが豊富で美容や健康によいというメリットがある半面、糖質が多く太りやすいというデメリットがあります。ひと昔前までは美容のためにフルーツをたくさん食べるのがよいという風潮がありましたが、ここ数年は、「果物＝太る」というイメージが定着し、太りたくないからという理由で、食べるのを控えている人も多いようです。

確かにフルーツには果糖と呼ばれる糖質が多く含まれます。果糖はほかの糖質よりも吸収されやすく、すばやく中性脂肪に変えられるため、太りやすい糖質といえるでしょう。特に近年は品種改良により、糖度が高く甘いフルーツが増えており、こうした**甘いフルーツを毎日たっぷり食べていては、肝臓太りの原因となってしまいます。**

一方で、フルーツには現代人が不足しがちなビタミンやミネラルがバランスよく含まれており、調理をせずにそのまま手軽に食べられるという点でも、まったく食べないのはもったいないといえます。「何を、いつ、どのくらい食べるか」に気をつけ、かしこく付き合っていくといいでしょう。

ポイントは、マンゴーやりんごのように糖度の高いフルーツは控え、**グレープフルーツなどの柑橘類や、ポリフェノールが豊富なブルーベリーなどを選ぶこと。**フルーツの盛り合わせなど、数種類を一度に食べようとすると糖質量をオーバーしてしまいやすいので、**一度の食事で1種類を1個まで**と決めておくと、糖質の取り過ぎを防ぐことができます。

バナナは糖質量が多いのですが、ビタミンやミネラルのバランスがよく、食物繊維も豊富に含まれます。糖質の多いほかの食品の摂取量を減らすなどして、調節しながら適量を食べる分にはよい健康効果を発揮してくれます。また、夜に食べると脂肪として蓄積されやすいので、1日の活動がはじまる朝食で食べましょう。

食品添加物は肝臓で解毒が必要。成分表示を見るクセをつける

食品添加物とは、保存料、着色料、甘味料、発色剤、香料など、食品の見た目や品質のために使われているもの全般を指します。味や見た目をよくし、品質を保つ上で重要な役割を担ってくれますが、**添加物の多い食品を食べると、添加物を含まない食品を食べたときよりも、肝臓はフル回転で解毒作業をしなくてはなりません。**解毒に負担がかかれば、その分代謝の働きが低下してしまうので、知らない間に脂肪が溜まっていることも……。食品添加物の中でも特に注意したい添加物は次の通りです。

▼安息香酸ナトリウム（保存料）／アスパルテーム・アセスルファムK（甘味料）／亜硝酸ナトリウム（発色剤）…発がん性の疑いが指摘されている。

▼タール色素（着色料）…アレルギー症状や発がん性などの疑いが指摘されている。

▼リン酸塩（酸化防止剤）…カルシウムの吸収を阻害する恐れがある。

ソーセージやベーコンなどの加工肉、かまぼこなどの練り物、菓子パン、カップラーメン、ゼロカロリー飲料やガムなどには、こうした食品添加物が多く含まれているので注意が必要です。

食品添加物は国によって基準があり、日本では厚生労働省の認可が下りているものしか使うことができないので、少量の添加物を摂取したからといってすぐに人体に影響があるわけではありません。しかし、偏った食生活などにより、毎日多量の食品添加物を取っていると、肝臓は徐々に疲弊していきます。日頃からできるだけ控える意識を持ち、無理のない範囲で自炊をするよう心がけるとよいでしょう。商品パッケージに記載されている食品表示の、スラッシュ（／）より後ろに書かれているものが食品添加物です。すべての食品添加物が体に有害というわけではありませんが、**スラッシュ以降の表示が多い食品は、できるだけ控えるようにすると安心です。**

お酒はほどほどに。飲まなくても脂肪肝になる

肝臓に中性脂肪が蓄積された状態を指す「脂肪肝」は、お酒を飲む人がなるものと思われがちです。確かにアルコールの飲み過ぎは「脂肪肝」の原因となりますが、「自分はお酒を飲まないから大丈夫」と油断するのは禁物。**アルコールを飲まなくても脂肪肝になる可能性は大いにあることを覚えておきましょう。**

脂肪肝は、飲酒が原因となる「アルコール性脂肪肝」と、飲酒以外が原因で引き起こされる「非アルコール性脂肪肝」の2タイプに分けられます。アルコール性脂肪肝は、その名の通り、アルコールの摂取によって肝臓に中性脂肪が蓄積された状態です。アルコールを摂取すると、肝臓ですばやく分解・処理されますが、大量の飲酒を続けていると分解・処理が追いつかなくなり、肝臓に中性脂肪が溜まってしまうのです。こ

のタイプの人は、**一見太っていないのに、実は隠れ脂肪肝**になっているというケースも見受けられます。

　また、脂肪肝の状態からさらに大量の飲酒を続けると、肝細胞に炎症が起こって周辺の組織が線維化してしまうアルコール性肝線維症や、急激に肝細胞が壊されることで引き起こされるアルコール性肝炎、アルコール性肝硬変といった病気の引き金となります。こうなると最悪死に至る恐れもあるので、脂肪肝を放っておくことが、いかに危険かおわかりいただけるかと思います。アルコール性脂肪肝の治療は、とにかく禁酒をすること。禁酒が難しい場合は、二日酔いにならない程度の酒量にとどめ、つまみも糖質が低いものを選ぶなど、肝臓に負担をかけない生活を日頃から心がけることが大切になります。

「非アルコール性脂肪肝」の原因は、糖質の取り過ぎなど食生活の乱れやストレス、運動不足など、肥満の原因とほぼ同じです。こちらは**食生活を整えれば改善する傾向にある**ので、糖質と脂質の取り過ぎを控え、本書で紹介しているみそ汁を取り入れた食生活を続けて様子を見るとよいでしょう。

極端な脂質制限は逆効果！肝臓の機能低下につながることも

脂質の取り過ぎは肝臓太りの原因になるとお伝えしてきましたが、まったく摂らないのも肝臓のためにはよくありません。なぜなら、脂質は糖質やタンパク質と同じ、体のエネルギー源となる3大栄養素の1つ。これらは肝臓でエネルギー源に変換される際の代謝経路がそれぞれ異なります。**どれか1つにエネルギー源が偏ると、その代謝経路のみが酷使され、体に何かしらの悪影響を及ぼす恐れがあるためです。**

例えば、タンパク質は肝臓で分解される際、アンモニアという毒素を発生します。通常アンモニアは尿として排出されますが、増え過ぎると、脳やさまざまな臓器に悪影響を及ぼす恐れがあるため、取り過ぎは危険。3大栄養素はバランスよく摂取するのが最も肝臓に負担をかけない方法といえます。適度な脂質が必要な理由は、ほかにもあります。脂質には、ビタミンＡ・Ｅ・Ｄ・Ｋといった脂溶性ビタミンの吸収をよくするという働きがあります。これらのビタミンは肝臓が正常に働く上でも重要なので、脂質を極端にカットしてこれらのビタミンの吸収が阻害されると、肝臓の機能低下につながる恐れがあります。**ただし、現代人は糖質と脂質を取り過ぎる傾向にあるので、「普段よりもやや控えよう」という意識を持つといいでしょう。**脂質の摂取量の目安は総エネルギーの20～30％。これは食品そのものと調理に使う油を合わせた量なので、調理に使う１日の油の使用量は、大さじ１～２杯程度が目安です。

また、脂質には良い脂質と悪い脂質があります。肉の脂、マーガリンなどの飽和脂肪酸やトランス脂肪酸は、取り過ぎるとさまざまな健康リスクを引き起こすことがわかっています。霜降りの肉を食べる場合は少量にとどめる、鶏の皮ははがすなど、日頃から取り過ぎない工夫をしましょう。反対に、**青魚に豊富なＤＨＡ・ＥＰＡなどの魚の油は、血圧やコレステロール値の上昇を抑え、中性脂肪を減らすなど、体にうれしい働きがたくさんあります。**青魚は脳機能を向上させるといったダイエット以外のメリットもたくさんあるので、積極的に食べてほしい食材の１つです。

COLUMN

3

肝臓太りはあらゆる生活習慣病を引き寄せる

これまで、肝臓太りは肝臓に脂肪が蓄積されるだけで、大きな病気につながる心配はないと考えられてきました。しかし、近年の研究により、脂肪肝から肝硬変や肝臓がんといった深刻な病気へ進行する可能性があることや、糖尿病、心筋梗塞や脳梗塞など、さまざまな生活習慣病を引き起こすリスクが増えることがわかってきました。

特に糖尿病とは深い関わりがあり、**脂肪肝になると2型糖尿病のリスクが大きく上昇する**といわれています。また、2型糖尿病の人は、血糖値を下げるインスリンが出にくくなるため、肝臓に脂肪が溜まり脂肪肝を合併しやすくなります。

いずれにせよ、食生活の乱れや運動不足が大きな原因。早い段階から生活習慣を見直し、できるところから改善していくことが大切です。

第5章

LIVER DIET

やせるだけじゃない！「みそ汁」のすごい効果

MISO SOUP

ビタミンB群の力でデトックス効果アップ！むくみも解消

これまでみそ汁のダイエット効果についてお伝えしてきましたが、みそ汁には、そのほかにも肝臓や体の健康にとってうれしい働きがたくさんあります。例えば、みそに含まれる**ビタミンB群は、エネルギー代謝の補酵素と呼ばれ、代謝をスムーズに行う潤滑油のような働きを担っています。**ビタミンB群のうち、ビタミンB_1は糖質、ビタミンB_2は脂質、ビタミンB_6はタンパク質の代謝にそれぞれ関わっており、これらが不足していると、いくらエネルギー源となる栄養素を摂取しても、代謝がうまく行われず体はエネルギー不足の状態に……。その結果、疲れやすくなったり、つねにだるさを感じたり、免疫力が低下して風邪やウイルスにかかりやすくなってしまいます。重症になると、手足のしびれやふらつき、記憶障害など、深刻なトラブルに発展してしまうこともあります。さらに、エネルギーに変換できなかった糖質や脂質は脂肪として体に蓄えられてしまうので、脂肪肝の予防という面でも、ビタミンB群の摂取はとても重要といえるでしょう。

また、お酒を飲むと、アルコールはアセトアルデヒドという有毒な物質に分解されたあと、さらに体に無害な酢酸という物質に分解されます。アセトアルデヒドが分解される際には2型アセトアルデヒド脱水素酵素（ALDH2）という酵素が働きます。この酵素が足りなくなったときに分解・解毒を手伝ってくれるのがビタミンB_1です。**ビタミンB_1はアルコールを分解・解毒するのを助け、尿としてすばやく排出**してくれるので、二日酔いの予防にも効果的。さらに、ビタミンB_2やB_6は水分の代謝を活発にし、むくみを予防してくれます。**お酒を飲んだ翌朝のむくみがちなときや、水分代謝が悪くむくみやすい人なども、ビタミンB群の摂取がおすすめです。**

ビタミンB群は、おもに豚肉の赤身やレバー、魚介類、卵などに含まれます。こうした食材をみそ汁の具としてプラスすれば、さらにデトックス効果がアップ！　しっかり代謝・解毒をして毒素を排出する、デトックス体質を目指しましょう。

ビタミンEは血管を守り心臓疾患による死亡リスクを下げる

若返りのビタミンとも呼ばれるビタミンEは、強い抗酸化作用を持つ脂溶性のビタミンです。みそのほか、ナッツ類やオリーブオイルなどに多く含まれます。**抗酸化作用とは、活性酸素の害から私たちの体を守る働き**のことですが、活性酸素がどのようなものか、少しご説明しましょう。

活性酸素は、呼吸によって取り込まれた体内の酸素が、通常よりも活性化された状態のことを指します。私たちの体は酸素を利用してさまざまなエネルギーを生み出しますが、同時に活性酸素も生み出します。**活性酸素は微量であれば免疫機能などによって重要な役割を果たしますが、増え過ぎると体のあちこちで細胞を傷つけ、老化や病気の引き金となってしまうのです。**その結果、免疫機能の低下や、動脈硬化、シミヤシワの発生、がんの発症リスクを高めるなど、あらゆる老化や病気を誘発します。中でも、特に気をつけたいのが、活性酸素が引き起こす血管への影響です。血管の細胞が活性酸素の攻撃を受けて傷つけられると、血管が狭くなったり詰まったりして、動脈硬化が引き起こされます。それが進行すると、心臓に大きな負担がかかり、場合によっては心筋梗塞や脳梗塞という命に関わる病気の引き金になることもあります。

ビタミンＥは、血管の細胞膜のダメージを防いで活性酸素の攻撃から守り、動脈硬化を予防します。また、血管内の善玉コレステロールを増やして、血管をサラサラにする働きもあります。これによって健康な血管が蘇り、心臓疾患も予防することができます。さらに、近年の研究により、**ビタミンＥの抗酸化作用は肝細胞の酸化ストレスを軽減し、脂肪肝の予防・改善に効果があることもわかってきました。**

ビタミンＥなどの脂溶性のビタミンは、脂に溶けやすい性質があり、油と一緒に摂ることで吸収率が上がります。みそに油を数滴垂らす、みそ炒めにする、ナッツなど脂質が多い食材をプラスするといった調理にすると、効率よくビタミンＥを摂取することができるでしょう。

アミノ酸は免疫力を底上げし、疲労回復にも効く

みそのすばらしい栄養素の1つが、**体の中で作ることができない9種類の必須アミノ酸をすべて含んでいる**という点です。アミノ酸はタンパク質のもととなる有機化合物のことで、人間の体は、20種類のアミノ酸から構成されています。タンパク質は私たちの体全体の20％を占めている重要な栄養素。つまり、私たちの体の20％はアミノ酸で作られているといっても過言ではありません。アミノ酸は体内で生成できるものとできないものがあり、体内で生成することのできない9種類のアミノ酸を必須アミノ酸と呼びます。必須アミノ酸は食事から摂取する必要がありますが、**必須アミノ酸が1つでも不足すると体の中でタンパク質を作ることができなくなってしまうため、まんべんなく摂取しなくてはなりません。**9種類の必須アミノ酸を毎日まんべんなく

食べようとすると、複数の食材をうまく組み合わせていかなければなりませんが、みそ汁を飲めば、それだけですべての必須アミノ酸を摂ることができるというわけです。アミノ酸が不足してタンパク質が作られなくなると、筋肉や臓器、爪や髪の毛といった体のあらゆる場所に悪影響が現れます。例えば、筋肉量の低下によって運動機能が低下したり、基礎代謝が落ちて肝臓に脂肪がつきやすくなります。

また、ウイルスや細菌などから体を守る抗体は、免疫細胞から作られています。**免疫細胞はタンパク質、つまりアミノ酸から作られているため、アミノ酸が不足すると免疫細胞が減り、ウイルスや細菌に感染しやすくなってしまう恐れがあります。**そのほかにも、皮膚トラブルや、薄毛、抜け毛といった髪のトラブルも発症しやすくなります。さらに、脳内のドーパミンやセロトニンといったホルモンもアミノ酸から作られています。アミノ酸が不足してこうしたホルモンが分泌されにくくなると、集中力や思考力が低下してしまうことが考えられます。このように、**アミノ酸は人間が健康に生きるための根幹を支える栄養素。**いつまでも若々しく元気でいるためには、毎日のみそ汁生活で、必須アミノ酸をまんべんなく摂ることが重要なのです。

カリウムは腎臓の働きを助けて血圧を下げる

ひと昔前までは、「みそは塩分が高く、高血圧やむくみの原因となる」と考えられてきました。しかし、８ページで先述した通り、近年の研究により、みそ汁を飲んでも血圧は上がりにくい、**むしろみそ汁には血圧の上昇を抑える働きがあるということがわかってきました。**これは、みその中に、血圧上昇を抑える成分や、腎臓からの塩分排出を促す働きをする成分があるためと考えられますが、その１つにカリウムの存在があります。

カリウムは、成人の体内に約２００ｇ含まれているミネラルの１つで、そのほとんどが細胞内に存在し、細胞外のナトリウムと連携をして、細胞の浸透圧や体液のpH（イオン濃度）などを調節しています。また、体内のナトリウムが過剰になると、腎臓でのナトリウムの再吸収を抑え、尿として排出を促す働きもあります。これにより、**ナトリウムの過剰摂取で血圧が上昇するのを抑え、高血圧を予防・改善する効果が期待できます。**

カリウムの1日の摂取目安量は、厚生労働省の「日本人の食事摂取基準」（２０２０年版）によると、成人男性で３０００㎎以上、女性で２６００㎎以上とされています。みそ汁1杯（みそ15ｇ）のカリウム量は、およそ65㎎（米みそ・だし入りの場合）で、みそ自体には血圧を下げるほどのカリウム量は含まれていないのですが、**みそ汁の具として相性のよい、じゃがいもやかぼちゃ、ほうれん草、玉ねぎといった野菜にはカリウムがたっぷりと含まれています。**そのため、具だくさんのみそ汁を毎日飲むことで、無理なくカリウムを摂取することができ、高血圧の予防・改善に効果が期待できるというわけです。

また、女性の悩みに多いむくみは、体内のナトリウムが過剰になったときに水分を溜め込んでしまうことで起こります。**カリウムを十分に摂ることで過剰なナトリウムが排出されると、むくみの予防にもつながります。**

カルシウムは骨を強くし、心も安定させる

　牛乳などの乳製品に含まれることで知られるカルシウムですが、実はみそにも豊富に含まれます。特に大豆を原料とする豆みそは、**１００g中１５０㎎のカルシウムが含まれており、重量で比較するとその量は牛乳を上回ります。**また、みそ汁のだしで使われる煮干しにもカルシウムが含まれる上、みそ汁の具の定番である豆腐やほうれん草などにもカルシウムがたっぷり！　このように、**煮干しでだしをとった具だくさんのみそ汁は、カルシウムの宝庫といえるでしょう。**

　カルシウムは体重の1～2％に含まれ、体内で最も多く存在するミネラル。みなさんご存じの通り、骨や歯を作る材料となる栄養素です。骨は約3か月のサイクルで、骨形成（骨芽《こつが》細胞が新しい骨を作る）と骨吸収（破骨《はこつ》細胞が古い骨を壊し、新しい骨

の新陳代謝を担う）を繰り返しています。成長期には形成量のほうが吸収量よりも多く、骨量（骨の中のミネラル量）は増加しますが、年齢とともにだんだん逆転し、**男性では50歳代、女性では閉経後に吸収量が形成量を上回り、骨量は減少していきます。特に女性は閉経後急激に骨量が減少することがわかっています。**

骨量が減少すると、骨はもろくなり、骨粗しょう症の引き金となるので気をつけなければなりません。カルシウムの１日の摂取基準量は、厚生労働省の「日本人の食事摂取基準」（２０２０年版）によると、18〜29歳男性で８００㎎、30〜74歳男性で７５０㎎、75歳以上の男性で７００㎎、18〜74歳女性で６５０㎎、75歳以上の女性で６００㎎とされていますが、**多くの人が不足している**のが現状です。

骨粗しょう症が進行すると、骨折のリスクが上がり、着替えや歩行が不自由になるなど、日常生活にも支障をきたすことになります。悪化すれば痛みが生じ、寝たきりになるなど、ＱＯＬ（生活の質）の低下を招くため、早めの対処が必要です。

健康寿命を延ばし、快適な老後を過ごすためにも、毎日のみそ汁がひと役買ってくれるのです。

マグネシウムは足のつりやこむら返りを予防する

ミネラルの一種であるマグネシウムは、リンやカルシウムとともに骨を形成するほか、体内に存在する約５０００種類の酵素を活性化して、生命維持を担うさまざまな代謝に関わっています。例えば、筋肉の収縮や神経情報の伝達、体温の調節、血圧の調節、タンパク質の合成、血糖コントロールなどが挙げられます。

このようにさまざまな働きに関係しているマグネシウムですが、**特に注目したいのがミネラルの調節作用です。**

マグネシウムは、カルシウムやカリウムといった、筋肉の収縮や神経の伝達をサポートするミネラルの調節を行っています。**そのため、マグネシウムが不足すると、筋肉の収縮や神経の伝達がうまくいかなくなり、ふとしたときに足がつったり、ふくらは**

ぎの筋肉が痙攣《けいれん》する「こむら返り」を引き起こしやすくなります。

厚生労働省の「日本人の食事摂取基準」（２０２０年版）によると、１日のマグネシウムの推奨量は、30～49歳の男性では３７０㎎で、30～49歳の女性は２９０㎎です。しかし、同じく厚生労働省が示す「国民健康・栄養調査（令和元年）」によると、マグネシウムの摂取量の平均は、30～39歳の男性で２３６㎎、40～49歳の男性で２５１㎎、30～39歳の女性で２０５㎎、40～49歳の女性で２１９㎎と、**総じて不足気味**であることがわかります。

これは、近年の食の欧米化が関係していると考えられます。例えばマグネシウムは、雑穀米や玄米など、精製されていない穀類や、大豆製品、野菜や海藻類などに多く含まれます。これらは、昔ながらの和食では頻繁に使われていた食材ですが、肉を中心とした欧米風の食事にはあまり含まれていません。

足のつりやこむら返りを頻繁に起こすという人は、自身の食生活を振り返り、雑穀米や玄米を主食に、具だくさんのみそ汁を加えた、昔ながらの和食を中心とした食生活に戻すことで、予防・改善が期待できます。

1日1杯のみそ汁で医者いらずの体になれる

たった1杯のみそ汁でなぜ肝臓からやせるのか、不思議に思われたでしょう。
私は40年以上、肝臓専門医として脂肪肝や糖尿病、肥満症など、たくさんの方々の診療にあたってきましたが、「やせる」ことがことのほか難しいことを、日々感じていました。肝臓の働きが悪いと代謝が促されず、食事で取り入れた糖質や脂質は脂肪肝、内臓脂肪そして皮下脂肪の順に脂肪として蓄積されてしまいます。ですが、みそ汁を飲むと肝臓に溜まった脂肪から燃え始め、内臓脂肪、皮下脂肪が順次燃えていきます。脂肪には落ちる順番があるのです。すなわち、脂肪肝を改善しなければやせることは難しいというわけです。

食の名脇役・みそは伝統的な調味料です。「畑の肉」ともいわれる大豆を発酵させて作るため、まさに栄養の宝庫。古くから『みそは医者いらず』ということわざがあるほど、「やせ」以外にも健康効果がいっぱいあります。高血圧を招く塩分過多の要因とされてからは避ける人も増えたようですが、みその塩分は血圧には影響しません。

また、さまざまな食材との相性がとてもいいのも魅力です。タンパク質が豊富な卵や豆腐、ビタミンや食物繊維を含む芋類を含めた野菜類、ミネラルを多く含む海藻類、免疫力を上げるβグルカンを含むきのこ類など栄養豊富なものばかり。

さらに、みそ汁に欠かせない「だし」は、まさに「旨《うま》み」としか表現できない独特の味覚です。食べ物の味は、舌の表面にある味蕾《みらい》細胞を通じて脳へと伝わります。このとき、細胞は「甘味・塩味・酸味・苦味・旨味」という基本味《きほんあじ》を選別します。旨みを形作る代表として昆布のグルタミン酸、かつお節のイノシン酸、干ししいたけのグアニン酸があります。グルタミン酸とイノシン酸はとても相性がよく旨みが増します。そこにグアニン酸も加えるとさらに、おいしく感じられます。イノシン酸は細胞の新陳代謝を促す作用があり、脂肪を燃焼させることもわかってきました。みそでやせ、具材でもやせ、さらにだしでもと考えると、うれしくなりますね。

自分の健康は自分でしっかり管理しなくてはならない時代となりました。さあ、毎日の生活にみそ汁を取り入れ、おいしく健康長寿を目指しましょう。

栗原　毅

栗原毅（くりはら・たけし）

栗原クリニック東京・日本橋院長。医学博士、日本肝臓学会専門医。前慶應義塾大学教授・前東京女子医科大学教授。2008年に消化器病、メタボリックシンドロームなどの生活習慣病の予防と治療を目的とした「栗原クリニック東京・日本橋」を開院。「血液サラサラ」の名づけ親でもある。医療過疎地との遠隔医療を行うなど、予防医学の実践者として活躍している。『1日1杯血液のおそうじスープ』（アスコム）、『1週間で勝手に痩せていく体になるすごい方法』（日本文芸社）、『肝臓の脂肪は3日で落ちる』（池田書店）など、著書多数。

肝臓から脂肪を一掃！
医者が飲む　やせみそ汁

監　修……栗原毅

2024年12月1日　初版発行

STAFF

レシピ協力……ひかり味噌株式会社
デザイン・DTP……鈴木大輔・仲條世菜（ソウルデザイン）
構成……上野真衣
イラスト……アボット奥谷
写真素材……PIXTA
校正……鈴木初江
編集……岡田直子（ヴュー企画）
編集統括……吉本光里（ワニブックス）

発行者……髙橋明男
発行所……株式会社ワニブックス
〒150-8482
東京都渋谷区恵比寿4-4-9　えびす大黒ビル
ワニブックスHP……http://www.wani.co.jp/
お問い合わせはメールで受け付けております。
HPより「お問い合わせ」へお進みください。
※内容によりましてはお答えできない場合がございます。
印刷所……TOPPANクロレ株式会社
製本所……ナショナル製本

ISBN978-4-8470-7514-8